DU
TRAITEMENT DES CANCERS DU RECTUM

PAR LA MÉTHODE SACRÉE

MÉTHODE DITE DE KRASKE

PAR

Le Dr Henri AUBERT

Ancien interne provisoire des hôpitaux
Médaille de bronze de l'Assistance publique

PARIS

G. STEINHEIL, ÉDITEUR

2, RUE CASIMIR-DELAVIGNE, 2

1890

DU

TRAITEMENT DES CANCERS DU RECTUM

PAR LA MÉTHODE SACRÉE

MÉTHODE DITE DE KRASKE

IMPRIMERIE LEMALE ET Cⁱᵉ, HAVRE

HÔPITAL DE LOURCINE-PASCAL — SERVICE DE GYNÉCOLOGIE

DU

TRAITEMENT DES CANCERS DU RECTUM

PAR LA MÉTHODE SACRÉE

MÉTHODE DITE DE KRASKE

PAR

Le Dr Henri AUBERT

Ancien interne provisoire des hôpitaux
Médaille de bronze de l'Assistance publique

PARIS

G. STEINHEIL, ÉDITEUR

2, RUE CASIMIR-DELAVIGNE, 2

1890

DU

TRAITEMENT DES CANCERS DU RECTUM

PAR LA MÉTHODE SACRÉE

MÉTHODE DITE DE KRASKE

INTRODUCTION

Grâce à la hardiesse de la chirurgie actuelle, on ne craint pas de produire de grands délabrements pour guérir une lésion, et les chirurgiens ont voulu faire bénéficier des avantages de cette chirurgie curatrice les différents cancers sous toutes leurs formes et dans toutes les régions où on pouvait les rencontrer. Depuis longtemps déjà il est un fait bien avéré que, dans le cancer du sein par exemple, lorsqu'on attaque le cancer de bonne heure et qu'on enlève largement les parties malades, on arrive dans certains cas à obtenir une guérison radicale.

En se basant sur ces résultats et ces principes on a voulu enlever radicalement les autres cancers de l'économie. Par l'hystérectomie on a toutes les chances d'enlever le mal dans sa totalité. Il en est de même de la laryngectomie pour le cancer du larynx, de la pylorectomie et de la résection intestinale dans les cas de cancers du pylore et de l'intestin. Ces différentes opérations qui ne se comprennent bien et n'ont de chance de réussite qu'avec une antisepsie ou une asepsie rigoureuse, ont été suivies d'un certain nombre de succès d'autant plus importants qu'ils étaient inespérés. La chirurgie du rectum devait profiter de ces audaces. Mais le rectum et l'S iliaque sont situés profondément, il fallait donc abandonner l'ancienne méthode, créer une nouvelle voie, on y est arrivé en réséquant le sacrum et le coccyx ainsi que l'a fait Krasko le premier. C'est donc avec l'aide de cette nouvelle méthode qu'on a dénommée méthode sacrée que l'on a pu mettre le mal à jour. L'idée de Krasko a été adoptée par plusieurs chirurgiens allemands. Leurs résultats ont été assez satisfaisants entre les mains de Hochenegg, entre autres, pour que nous nous permettions de recommander cette opération encore relativement peu connue en France : ce sera là le sujet de notre thèse. Mais auparavant nous tenons à remercier notre excellent maître le Dr Pozzi qui, pendant deux ans, nous a initié à son enseignement de la gynécologie, nous a prodigué les leçons avec sa bienveillance habituelle dont nous lui garderons une inaltérable reconnaissance. C'est d'ailleurs lui qui nous a donné l'idée de notre travail en nous procurant les documents qui nous ont permis de le mener à bonne fin. Nous en profiterons pour remercier en même temps MM. les Drs Routier, Schwartz, et M. G. Marchand, des indications complémentaires et de leurs observations qu'ils nous ont communiquées.

Nous devons aussi rappeler ici le souvenir de notre premier maître dans les hôpitaux, feu le Dr Martineau qui a commencé notre éducation médicale.

Que M. le professeur Duplay veuille bien agréer l'expression de notre gratitude pour l'honneur qu'il nous fait en acceptant la présidence de cette thèse.

Nous prions encore de vouloir bien accepter nos remerciements MM. les Drs Lancereaux, Troisier, Picqué, Renault, Richelot qui nous ont aidé de leurs conseils et fait profiter de leur enseignement pendant nos années d'internat provisoire. MM. les Drs Périer et Landouzy qui ont été nos premiers guides dans les hôpitaux. Et enfin nos amis Civel, Reblaud, Sviadochtch et Schützemberger qui nous ont fourni leur concours dévoué soit pour leurs renseignements et leurs conseils, soit pour leur connaissance approfondie de la langue allemande.

HISTORIQUE

En 1885, époque à laquelle avait lieu le Congrès international périodique des sciences médicales à Copenhague, on ne connaissait du traitement du cancer du rectum que ce qu'en disait le professeur Verneuil quand il prononçait cette phrase : « contre le cancer du rectum, affection si horrible et si fréquente, la thérapeutique médicale est insignifiante, le traitement chirurgical est souvent impuissant à cause du siège et de l'étendue du mal, le traitement palliatif est dans la plupart des cas le seul possible ».Comme traitement curatif et radical il n'existait donc que l'extirpation du rectum cancéreux par l'anus, c'est-à-dire l'amputation du rectum ; comme traitement palliatif la colotomie, surtout pratiquée en Angleterre. Cette dernière n'avait pu se naturaliser en France malgré les travaux d'Amussat.

A ces deux opérations le professeur Verneuil avait ajouté sa nouvelle méthode opératoire qui n'est qu'une opération palliative, la rectotomie postérieure. Or on sait que les cancers atteignent assez souvent la portion intrapéritonéale du rectum et qu'ils s'étendent même quelquefois sur l'S iliaque, la rectotomie postérieure ne pouvait donc s'appliquer à ces cas.

Tel était l'état des connaissances chirurgicales concernant le traitement du cancer du rectum en 1885. On ne pouvait enlever totalement que les cancers situés assez bas et n'atteignant pas le péritoine.

L'amputation du rectum, malgré les inconvénients qu'elle amenait à sa suite était encore la seule opération préférable quand on voulait guérir radicalement un malade et qu'on pouvait la pratiquer, car elle n'était guère possible que dans un nombre assez restreint de cas. Elle réalisait il y a 5 ans encore tout le progrès chirurgical en vue du traitement du cancer du rectum.

Cette opération curatrice était déjà connue depuis près d'un siècle, et pendant la période qui va de Lisfranc à nos jours avait eu le temps d'être le sujet de nombreuses discussions et controverses, tantôt

adoptée, tantôt rejetée, elle finit par être remise en honneur et pré-
férée à la colotomie, du moins en France, comme on a pu s'en rendre
compte par les paroles du professeur Verneuil. On peut dire de cette
opération comme de beaucoup d'autres d'ailleurs qu'elle a repris une
nouvelle faveur grâce aux progrès de l'antisepsie dans ces dernières
années. Patronnée par Lisfranc qui la régla le premier et décrivit un
manuel opératoire spécial, elle retomba presque dans l'oubli, ou
plutôt fut délaissée à cause des insuccès fréquents et des complications graves et souvent mortelles qu'elle amenait à sa suite. Il est
probable que la plupart de ces insuccès étaient dus à l'absence
d'antisepsie qui existait dans les salles d'opérations de cette époque.
Le même procédé de Lisfranc exécuté avec les soins minutieux dont
on s'entoure partout actuellement s'accompagne d'une moins grande
mortalité qu'autrefois, on peut s'en assurer d'ailleurs en consultant
le mémoire que vient de publier tout récemment Kuester et von
Bergmann. Il a fait 7 opérations de Lisfranc, c'est-à-dire des amputations du rectum, les 7 opérés ont guéri, tandis que Lisfranc avait
3 décès sur 9 opérés. Comme on le voit, les résultats sont un peu
différents.

Mais avant d'aller plus loin, nous pensons que l'on doit rapporter
ici brièvement les différentes opérations pratiquées sur le rectum
cancéreux. L'historique a déjà été fait complètement par M. H. Marchand dans sa thèse d'agrégation de 1873, intitulée du *Traitement
des cancers élevés du rectum par l'extirpation de l'extrémité inférieure du rectum*.

Nous pouvons donc rappeler ici cet historique.

On a parlé souvent de l'extirpation de l'extrémité inférieure du
rectum et toutes les fois qu'on la cite, on associe les deux noms Faget-
Lisfranc. Pour rétablir les faits, nous devons dire que Faget, en 1739,
s'est contenté de faire une simple résection des parois latérales du
rectum sur une longueur de 1 pouce 1/2, c'est-à-dire de 0,04 centim.
environ, en ouvrant un vaste abcès qui avait occupé successivement
les deux fosses ischio-rectales. Le malade guérit parfaitement avec
l'intégrité des fonctions de la défécation. Il n'y eut donc pas d'opération à proprement parler, mais une simple ouverture d'abcès pro-
fond.

Lisfranc est donc bien le premier qui pratiqua, en 1826, l'extirpation d'un rectum avec son cancer. Il fit une opération réglée, son

élève Pinault dans sa thèse qui date de 1839, rapporte tout au long son manuel opératoire et les 9 observations des malades opérés par Lisfranc. Comme on établit une différence entre ce procédé qui constitue ce qu'on est convenu d'appeler maintenant une amputation du rectum, et l'autre opération actuellement en vogue qu'on nomme la résection du rectum d'après Kraske, nous devons mentionner rapidement la façon d'opérer de Lisfranc quand il pratiquait l'amputation du rectum.

Le malade était couché sur le côté, les cuisses à demi fléchies, il faisait alors à une distance variable de l'anus deux incisions semi-lunaires qui se rejoignaient en avant et en arrière, les parois rectales étaient ensuite séparées des tissus voisins par une dissection atten-tive, le sphincter, s'il était possible, était ménagé en partie ou en totalité, l'index introduit alors dans l'anus, exerçait des tractions qui faisaient saillir l'extrémité du rectum au dehors de l'excavation ischio-rectale. Quand le cancer était superficiel, on ne remontait pas très haut, et cette traction suffisait pour mettre à nu la production pathologique dans sa totalité, la portion renversée était divisée en arrière, et les parties malades excisées aux ciseaux. Quand le cancer remontait plus haut, qu'il envahissait toutes les tuniques de l'in-testin et adhérait plus ou moins aux parties environnantes, le rec-tum, disséqué comme précédemment, était fendu en arrière ; cette incision longitudinale était portée au delà des limites du mal qu'elle permettait d'apprécier exactement ; elle facilitait en outre l'incision horizontale qui devait séparer les parties à enlever. Lisfranc attendait que l'hémorrhagie abondante eût cessé avant d'achever l'opération par la section transversale de l'intestin. Quel-quefois, il était obligé, à cause des difficultés qu'il rencontrait et pour se donner du jour, de pratiquer une incision libératrice ano-coccy-gienne que prôna dans la suite Denonvilliers.

Dès lors, avec cette incision prolongée, on pouvait remonter plus facilement jusqu'au-dessus des limites du mal, se donner un espace plus grand où on pouvait lier à son aise les vaisseaux et prévenir les hémorrhagies, et enfin faciliter la dissection de la paroi antérieure rectale qui est le temps le plus délicat de l'opération. Plus tard en-core le professeur Verneuil facilita l'amputation en taillant un véri-table lambeau postérieur.

Velpeau, en 1839, modifie légèrement la méthode de Lisfranc et opère toujours au bistouri. Il publie les résultats peu encourageants de sa pratique. Sur 6 malades opérés il eut 3 décès. Aussi n'est-il pas étonnant de voir Boyer déconseiller cette opération qu'il croyait toujours impossible ou nuisible et Desault ne la conseiller à la rigueur que pour les tumeurs nettement circonscrites et mobiles.

En 1838, Staffort fend un rétrécissement cancéreux en allant de dehors en dedans, c'est en quelque sorte une rectotomie postérieure, mais faite en sens inverse. Nélaton imita cette pratique dans quelques cas.

Récamier préconise la ligature lente, procédé horriblement douloureux. Son élève Massé n'en publie d'ailleurs qu'une observation dans sa thèse. Paris, 1842.

La même année Vidal de Cassis dans sa thèse sur les cancers du rectum juge sévèrement l'opération de Lisfranc et ne la conseille que dans des cas très restreints. Il n'apporte aucun fait nouveau.

Chassaignac, en 1854, se sert de son écraseur linéaire pour pratiquer l'extirpation de l'extrémité inférieure du rectum.

En 1852, avait paru le premier mémoire de Schuh où il publie 3 observations. Le 2e mémoire parut en 1861.

En 1860, Maisonneuve fait connaître son procédé de ligature extemporanée appliqué à l'extirpation de l'extrémité inférieure du rectum; son élève Cortez publie 3 observations dans sa thèse qui parut la même année.

Dolbeau, en 1865, inspire à son élève Fumouze une thèse qui contient en même temps que 3 observations, des renseignements très curieux sur le procédé de Denonvilliers qui n'est qu'une variante de celui de Lisfranc dont il diffère par l'incision prolongée jusqu'au coccyx.

Nussbaum de Munich, en 1864, publia 4 observations d'extirpation du rectum et des indications sur sa méthode opératoire qui se rapproche beaucoup de celle de Lisfranc.

Le professeur Verneuil enfin, outre sa méthode palliative qu'il mit à l'ordre du jour, conseille de combiner le thermocautère et l'anse galvanique avec l'action de l'écraseur de Chassaignac pour enlever radicalement certains cancers et inspira les thèses de MM. Debuschère et Raymond. Il est de notre devoir de rappeler que dans cette dernière thèse l'auteur rapporte une observation où le chirurgien français pratiqua l'excision du coccyx pour se donner du jour et faciliter l'extirpation d'une tumeur volumineuse du rectum (1). La thèse fut soutenue en 1870. On le voit donc, Kocher avait été précédé de plusieurs années dans sa méthode.

Dans tous ces procédés d'amputation du rectum on sacrifiait presque toujours le sphincter quoiqu'on recommandât généralement de le conserver. Les malades étaient donc exposés dans la suite à tous les inconvénients de l'incontinence des matières fécales, incontinence qui manquait rarement. Assez souvent elle n'existait que pour les substances liquides, les matières solides étant retenues soit par des brides cicatricielles, soit par des sortes de valvules, soit enfin par de petits bourrelets de la muqueuse à son extrémité; les bourrelets avaient l'apparence de petites cerises et étaient probablement dus à la procidence de la muqueuse. Enfin, on observait de temps en temps des malades chez lesquels la défécation se faisait régulièrement et volontairement. Chassaignac expliquait ces faits en disant que les fibres annulaires de la portion conservée du rectum pouvaient s'hypertrophier et reconstituer une sorte de sphincter; il était plus rationnel d'admettre qu'il se produisait à un certain niveau un anneau cicatriciel qui, en rétrécissant le calibre de l'intestin, suffisait à empêcher l'issue involontaire des matières fécales. Enfin d'autres auteurs admettaient la présence de valvules.

Rarement on obtenait la réunion immédiate de la muqueuse rectale saine à la peau de la région anale, ces cas s'accompagnaient de guérison rapide. Dans les cas contraires qui étaient les plus fréquents, les sutures manquaient en partie ou en totalité, il se produisait des suppurations intarissables avec production de tissu cicatriciel et rétrécissement consécutif quand le malade obtenait du fait de l'opération une survie assez longue pour observer cette conséquence éloignée de l'opération, et c'est presque certainement dans ces cas de brides cicatricielles annulaires ou demi-annulaires qu'on observait la continence des matières fécales.

Voici en résumé la situation chirurgicale du traitement des cancers du rectum au moment où M. H. Marchand fit paraître sa thèse. A cette époque l'amputation du rectum n'était pas considérée comme une bien bonne opération, puisque les meilleurs résultats obtenus se traduisaient par une mortalité de un sur 5 opérés, c'est ce qui résulte

(1) V. RAYMOND. Th. Paris, 1870, p. 95. *De l'extirpation des tumeurs.*

des statistiques publiées en Allemagne par Simon de Rostock, Nussbaun de Munich, Schuh. En France, la moitié des opérés était emportée par des complications. Malgré cette mortalité considérable, M. Marchand n'hésitait pas à émettre cet avis (p. 50) *loc. cit.* « Nous ne voyons rien en définitive qui, au point de vue des résultats immédiats, puisse faire rejeter l'extirpation du rectum, elle ne constitue certainement pas une opération bien plus grave qu'une foule d'autres lésions chirurgicales qu'on n'hésite pas à produire dans le but de débarrasser, momentanément tout au moins, certains malades de productions aussi récidivantes que peut l'être le cancer du rectum. Presque tous les cas de mort sont dus à des accidents qui peuvent être à la rigueur évités, par exemple l'ouverture du péritoine, si on se borne à opérer les cancers situés assez bas. On voit que les principaux inconvénients inhérents à l'extirpation du rectum se réduisent à peu de choses. »

Cette remarque et cette appréciation sont encore plus vraies et ont bien plus de poids, à notre époque où on ouvre le péritoine de parti pris sans qu'il se déclare fatalement une péritonite. On verra même plus loin que la péritonite est bien moins fréquente qu'à l'époque où on se gardait tant de toucher à cette séreuse, ce qui prouve qu'avec les progrès récents de la chirurgie on arrive à faire disparaître la complication, la plus grave qu'on redoutait tant chez les anciens opérés. Ces considérations doivent donc faire adopter de nouveau l'extirpation radicale du rectum, surtout avec les procédés dont nous donnerons la description plus loin. Cependant cette sorte de réaction que tentait M. Marchand en faveur de la cure radicale des cancers du rectum eut peu d'écho. Les décès avaient été trop nombreux et les procédés étaient insuffisants, car l'opération radicale ne s'adressait guère qu'à un nombre restreint de cancers du rectum, de plus avec le procédé de Lisfranc, on enlevait le sphincter, et il en résultait fatalement de l'incontinence des matières fécales, comme on l'a vu précédemment. C'est ce qui rendait ces amputations du rectum si peu satisfaisantes pour le chirurgien, puisqu'on faisait courir au malade, d'abord les dangers d'une opération grave en elle-même, et ensuite les inconvénients d'une infirmité dégoûtante.

On conçoit donc bien qu'on ne pouvait guère adopter avec enthousiasme le procédé ancien d'extirpation du rectum et la répugnance que les chirurgiens manifestaient à opérer les cas assez rares de cancer réputés opérables.

Mais la chirurgie n'avait pas dit son dernier mot, et on espérait qu'un jour elle mettrait à la disposition du chirurgien les moyens d'enlever totalement le cancer tout en respectant le sphincter. Néanmoins tout en manifestant cet espoir on avouait implicitement son impuissance. C'est ce que disait d'ailleurs le professeur Trélat au même congrès de Copenhague, il ne faisait d'ailleurs que corroborer les paroles du professeur Verneuil au même congrès et sur le même sujet.

« L'observation et l'expérience personnelle m'ont conduit à cette opinion douloureuse que nous ne possédons aucun moyen de combattre avec certitude le cancer du rectum. Si ce moyen existait, il n'y a pas à douter que sa supériorité rallierait tous les chirurgiens et que l'on ne verrait pas l'Allemagne préférer en général l'extirpation, l'Angleterre et l'Amérique se prononcer en faveur de la colotomie, et les chirurgiens français recourir suivant les cas, à des opérations diverses.

Dans cette situation d'impuissance relative, j'ai, par des études longues et déjà anciennes, cherché à déterminer les indications opératoires des cancers de l'anus et du rectum, et cette étude m'a prouvé qu'il est impossible de se borner à mettre en présence l'extirpation d'une part, et l'enterotomie ou création d'anus artificiel de l'autre ; que l'on ne saurait comparer d'une manière abstraite ces deux opérations, mais qu'il faut absolument tenir compte de la variété des cas pour faire choix de la méthode opératoire la plus utile à chacun d'eux.

L'extirpation est assurément fort séduisante. Un malade guéri par extirpation est dans les meilleures conditions possibles : il peut avoir une fort longue survie et n'a pour toute infirmité qu'un peu d'étroitesse et d'insuffisance anale. Un pareil résultat peut être recherché et obtenu dans les cancers de l'anus et de la partie tout à fait inférieure du rectum… Quand on opère de bonne heure dans ces conditions, quand les vaisseaux et les ganglions lymphatiques sont indemnes, quand l'opération a été bien conduite, la guérison définitive n'est pas rare.

Mais il n'en est point de même pour le cancer du rectum proprement dit. Là les conditions de la tumeur sont plus difficiles à apprécier. Ses propagations, ses adhérences, ses retentissements sur les voies lymphatiques ne peuvent pas toujours être exactement déterminés. Tel cancer volumineux sera bien limité, mais nécessitera par son volume même des délabrements opératoires considérables. Tel autre, de petit ou de médiocre volume, pourra être enlevé par une opération facile, mais, quoi qu'on fasse, on n'aura pas atteint les véritables limites de l'altération, elles s'étendront insidieusement dans des tissus parfaitement sains en apparence et seront le foyer d'une prompte récidive.

Sur mes 8 opérés par extirpation, 6 ont succombé sans avoir obtenu la guérison, 2 par suite d'accidents opératoires, 4 par récidive très prompte.

J'ai conclu de ces faits, que l'extirpation des cancers de l'extrémité inférieure du rectum doit être conservée tandis que, la gravité des accidents opératoires d'une part, et la déplorable fréquence des récidives locales ou ganglionnaires de l'autre, rendent trop souvent illusoires les résultats espérés de l'extirpation étendue du rectum ; et, conformant ma pratique à ces conclusions, j'ai cessé d'extirper les cancers du rectum qui se trouvent dans ces conditions.

Pour ces derniers j'ai posé cette règle qu'il n'y faut pas toucher tant qu'ils ne déterminent pas d'accidents et qu'il faut se borner à combattre ces accidents dès qu'ils apparaissent, par des opérations palliatives. »

Ce passage nous esquisse en quelques mots les indications et contre-indications à l'opération radicale et nous indique la conduite que tenaient la plupart des chirurgiens français en présence des cancers du rectum. Il nous montre de plus que ce chirurgien regrettait de ne pouvoir faire l'extirpation complète de ces cancers, qu'il ne recourait aux méthodes palliatives que faute d'une meilleure méthode opératoire, qu'il ne reculait pas devant les grands délabrements opératoires nécessaires pour arriver à l'extirpation complète du mal et qu'il n'abandonnait l'extirpation de l'extrémité supérieure du rectum qu'à cause de la gravité des accidents opératoires et de l'apparition souvent très prompte des récidives. Enfin il fait pressentir qu'il est prêt à y revenir dès qu'il disposera d'un meilleur procédé opératoire. Cependant nous croyons qu'au contraire de ce que pense Trélat il est indispensable et même urgent de traiter énergiquement et radicalement un cancer du rectum dès qu'on en a constaté la présence, surtout si on a eu le bonheur de le constater à son début; on sait en effet que plus le cancer est jeune, moins il est développé, moins il est adhérent aux organes voisins, plus il est mobile et partant plus facile à enlever. Dans ce cas on aura toutes les chances de ne pas voir survenir de récidives, et lors même qu'on craindrait cette dernière éventualité, ce ne serait pas une raison suffisante pour ne pas essayer la cure radicale. Nous verrons plus loin, au chapitre des indications et contre-indications, ce qu'on doit penser de ce prétexte. Les cancers situés dans d'autres régions sont exposés aussi aux récidives, et on ne renonce cependant pas pour cela à en faire l'ablation totale.

Nous avons déjà énuméré plus haut les méthodes palliatives, elles sont au nombre de deux : la rectotomie postérieure et la colotomie. La rectotomie postérieure n'est guère possible que pour les rétrécissements cancéreux siégeant au-dessous du péritoine, c'est-à-dire quand il s'agit de cancers situés assez bas sur le rectum. S'ils siégeaient plus haut on devrait avoir recours à la colotomie. M. Marchand donne le conseil de recourir à la méthode palliative quand on n'a pas la certitude de pouvoir enlever tout le mal par l'extirpation, et cependant il avoue un peu plus loin qu'il ne peut y avoir rien de plus repoussant que la sortie continuelle des matières par une ouverture fistuleuse, qu'elle soit située aux lombes ou à la paroi abdominale (v. p. 76) *loc. cit.*, il condamne donc en quelque sorte la colotomie, et cherche à en restreindre le plus possible les indications au profit de l'extirpation du rectum.

Pendant longtemps la colotomie avait donc eu la préférence en France et surtout en Angleterre. En effet, dans les cas de cancer réclamant une intervention rapide à cause d'une obstruction intestinale menaçant la vie, ou situé trop haut pour qu'on puisse penser soit à l'extirper, soit à fendre par la rectotomie postérieure le rétrécissement, cause de l'obstruction, la colotomie s'imposait comme opération d'urgence et présentait l'avantage, en premier lieu de lever l'obstacle au cours des matières fécales, et dans la suite de protéger la portion cancéreuse de l'intestin du contact incessant des matières fécales dont le passage continuel au niveau des bourgeons cancéreux ne fait que hâter le développement de ces bourgeons. On comprend donc la façon d'agir de certains chirurgiens qui n'hésitent pas à créer un anus contre nature, même dans le cas de rétrécissement simple du rectum. Si les bourgeons charnus ou cancéreux ne rétrocèdent pas complètement, la dérivation du cours des matières fécales a du moins comme résultat de faire disparaître la rectite qui accompagne toujours plus ou moins ces lésions du rectum.

Dans les cas d'obstruction d'origine cancéreuse, dès que l'anus était créé, le malade était soulagé, la débâcle intestinale se produisait, mais au prix d'une incontinence insupportable, l'abdomen ou la région lombaire étaient continuellement souillés par les matières fécales qui s'écoulaient incessamment, et plus tard il venait encore s'ajouter un prolapsus généralement considérable de l'intestin par l'ouverture fistuleuse, prolapsus qu'on ne réduisait qu'à grand'peine avec des pelotes appropriées. C'est ce qui fait dire à Ullmann, assistant d'Albert de Vienne, dans un mémoire (extrait du n° 24 *der Wiener Medicinische Presse*, 1889. Ueber colorectostomie) : les malades sont très malheureux et ne consentiraient certainement pas pour la plupart à se laisser faire cette opération palliative, si on leur en faisait entrevoir le côté incommode et dégoûtant, et il cite à l'appui de son dire ce fait qu'il a eu l'occasion d'observer chez une vieille femme de 67 ans ; elle était atteinte de carcinome du rectum, et d'une obstruction intestinale consécutive, il lui fit une colotomie après extirpation du rectum d'après la méthode de Kraske, 4 mois après il fut obligé de fermer la fistule du côlon, c'est-à-dire l'anus contre nature, de faire une résection intestinale, et de suturer l'intestin, ce qui constituait une opération des plus dangereuses, et il ne se résigna à la tenter que sur les instances les plus pressantes de sa malade qui préférait mourir plutôt que de vivre avec sa fistule. Le même auteur ajoute qu'un an après la résection de l'intestin, la femme se trouvait tout à fait bien et qu'elle a pu être présentée le 2 novembre 1888 à la séance de la Société impériale de médecine comme guérie et d'un carcinome du rectum et d'un anus contre nature. C'est à la suite de ce dernier fait qu'il est venu à la pensée de ce chirurgien de faire ce qu'il a appelé la colorectostomie, opération sur laquelle nous reviendrons plus loin.

On conçoit donc que les chirurgiens se soient attachés à éviter à leurs malades les inconvénients graves qu'amène à sa suite l'anus contre nature, et qui rendent à ce point la vie insupportable. Enfin, comme dernier argument, on ne doit pas oublier que la colotomie n'est pas exempte de tout danger immédiat de mort puisque dans le passage déjà cité de Trélat, on voit 3 cas de mort sur 7 cas opérés par lui ; les 4 survivants n'ont bénéficié d'une survie que de 4 à 25 mois au maximum. Mais la colotomie ne s'accompagne pas toujours d'une mortalité considérable, et on a vu dans ces derniers temps des chirurgiens anglais publier des statistiques sans aucun cas de mort. La bénignité de cette opération n'est obtenue que grâce à certaines règles que l'on doit observer dans le manuel opératoire.

Nous verrons plus loin que Schede de Hambourg conseille de faire précéder l'opération de Kraske de la création préalable d'un anus iliaque qui ne sera que momentané et permettra de dériver le cours des matières fécales tant que la suture des deux bouts intestinaux ne sera pas suffisamment solide. Cette colotomie est relativement facile et exempte de dangers, c'est ce qui fait comprendre que ce chirurgien n'a pas hésité à compliquer la résection d'un rectum d'une autre opération. Et comme le fait remarquer avec juste raison M. le D'' Schwartz, cette opération présente encore le très grand avantage de permettre à l'opérateur de se rendre compte des caractères d'une tumeur située dans le petit bassin, caractères que les autres moyens d'investigation n'auraient pu faire connaître. Depuis qu'on aborde le rectum par la voie pelvienne ou sacrée, il est arrivé à plusieurs reprises de tomber sur des tumeurs que le doigt ne pouvait délimiter à cause de leur siège trop élevé, et que dans la suite on ne pouvait extirper soit à cause de leurs adhérences trop nombreuses, soit à cause de leur trop grand volume. L'ouverture d'un anus iliaque permet aux doigts de pénétrer dans le petit bassin et, dès lors, on se rend compte directement de la hauteur de la tumeur, de son volume, de sa mobilité et de ses adhérences, soit avec les organes voisins, soit avec d'autres anses de l'intestin ; on reconnait immédiatement si elle est opérable ou non ; dans certains cas on pourra donc s'éviter la résection du sacrum et du coccyx.

La colotomie iliaque aura donc été exploratrice, et aura remplacé dans ce cas particulier la résection exploratrice du sacrum et du coccyx.

En résumé, jusqu'à l'époque où parut le premier mémoire de Kraske, il n'existait qu'une seule méthode opératoire concernant le traitement curatif des cancers du rectum, c'était l'extirpation du rectum par l'anus ou plutôt son amputation, car ce mot, comme on le verra plus tard, doit être réservé à ces manuels opératoires qui consistent à enlever par l'anus et le rectum cancéreux et la région

A.   8

anale, qu'elle soit intacte ou non. On sacrifiait généralement l'anus et le sphincter, il en résultait des suppurations intarissables.

Quand on n'avait pas obtenu la réunion immédiate des sutures réunissant la muqueuse à la peau de la région anale, c'était d'ailleurs l'exception de voir réunir ces sutures, la conséquence était l'incontinence des matières fécales et, si la survie obtenue était assez longue, à cette incontinence on pouvait voir succéder un rétrécissement d'autant plus serré qu'on s'éloignait de l'époque de l'opération.

Cette amputation n'était guère possible que dans les cas réputés opérables et pour cela ils devaient réunir un certain nombre de conditions qui faisaient qu'ils étaient assez restreints et qu'un petit nombre de malades pouvait être opéré. Les rares chirurgiens qui n'hésitaient pas à pratiquer l'ablation totale du cancer, ne pouvaient donc que regretter de rester désarmés devant les cancers qui ne réunissaient pas les quatre conditions formulées par Lisfranc. « On en était réduit à dire que le cancer était inopérable et on abandonnait le malade à son sort. » C'est ce regret que formule Kraske dès le début de son premier mémoire lorsqu'il prononce ces paroles : « Nous devons regretter l'absence de manuel opératoire qui nous permette d'enlever les carcinomes élevés, et le regretter d'autant plus que les personnes atteintes de ce genre de cancer ne sont pas extrêmement rares. Chaque praticien un peu occupé a certainement rencontré un grand nombre de cas où il était obligé de s'abstenir par ce que la tumeur était trop haut ».

Le progrès si attendu était accompli le jour où on se servait d'une nouvelle méthode opératoire et où l'opérateur certifiait à son malade que les fonctions de la défécation s'accompliraient comme par le passé. Du même coup on supprimait dans la plupart des cas la colotomie inguinale ou lombaire et on pouvait opérer des cancers très élevés, par conséquent faire bénéficier des progrès de la chirurgie un plus grand nombre de cancéreux.

Le nouveau procédé par lequel on enlève les cancers du rectum tout en conservant l'anus et son sphincter, avait été pressenti, nous dirons même plus, avait été pratiqué pour la première fois en France. Pour s'en convaincre on n'a qu'à lire en effet le mémoire que le professeur Verneuil fit paraître en 1873 dans les *Bulletins de la Société de chirurgie*. Ce chirurgien donnait en quelque sorte la clef du problème et indiquait la voie nouvelle pour aborder le rectum dans toute sa hauteur. C'est cette voie qu'ont suivie dans la suite Kocher en 1874, et Kraske en 1885. Il est vrai que dans le cas particulier du professeur Verneuil, il s'agissait d'imperforations du rectum. Il n'hésite pas à réséquer le coccyx pour faciliter la création d'un anus périnéal. Le mérite d'aborder le rectum par la région coccygienne doit donc revenir complètement à l'école française. De là à réséquer une portion plus ou moins grande du sacrum il n'y avait qu'un pas, ce n'était plus qu'une question de plus ou moins grande étendue d'incision. Mais si les chirurgiens français ont eu les premiers l'idée de se servir de cette voie pour atteindre le rectum, ils n'ont pas su en tirer tout le parti qui en découlait et ils ont été devancés par les chirurgiens allemands qui n'ont pas hésité à y recourir chez l'adulte et à perfectionner cette nouvelle méthode opératoire.

Avant de citer les auteurs allemands, nous nous ferons donc un devoir de citer en entier le mémoire qui parut dans les *Bulletins de la Société de chirurgie* en 1873, par conséquent, un an avant le mémoire de Kocher qui est daté de 1874. On verra d'ailleurs que la résection du coccyx était déjà familière au chirurgien français puisqu'il en avait eu l'idée déjà à l'époque où il était prosecteur. Le mémoire est intitulé : De la résection du coccyx pour faciliter la formation d'un anus périnéal dans les imperforations du rectum, p. 288 des *Bulletins*. « Il y a plus de 20 ans, étant prosecteur, j'étudiai sur le cadavre les opérations chirurgicales et je répétai sur les enfants nouveau-nés les méthodes applicables à l'étab'issement d'un anus artificiel en cas de malformations de l'anus et du rectum.

Le champ opératoire est singulièrement agrandi et la recherche de l'intestin oblitéré, considérablement facilitée par l'excision de la pointe du coccyx dans l'étendue de quelques millimètres à 0,01 centimètre, on parvient ainsi à une grande hauteur dans une région où on ne rencontre aucun organe important. Je ne publiai point ces recherches sachant avec quelle réserve légitime on accueille les procédés d'amphithéâtre. Mais dès 1852 je constatai déjà la valeur pratique de ces remarques.

Un enfant était venu au monde avec un anus normal, mais on trouvait à 0,02 centimètres de profondeur une cloison complète. On avait ponctionné cette cloison sans trouver l'intestin, aussi s'était-on décidé sur-le-champ à pratiquer l'opération de Littre. A l'autopsie on vit que l'intestin se terminait à 0,01 centimètre seulement au-dessus de la cloison. On aurait donc pu l'atteindre par le procédé d'Amussat, un peu difficilement à la vérité. Mais ayant prolongé en haut l'incision médiane et réséqué quelques millimètres du coccyx, je mis largement à nu la face postérieure de l'ampoule rectale et j'en conclus que cette addition au procédé aurait donné les meilleurs résultats.

En 1857, j'annonçai publiquement le fait à la Société de Chirurgie, (*Bullet. Soc. chirurgie*, 1re série, t. VII, p. 310, séance du 11 férier 1857), dans le cours d'une discussion provoquée par une communication de M. Boinet.

Après avoir condamné les ponctions exploratrices dans la région périnéale par le trocart ou le bistouri, je recommandai l'incision médiane prolongée jusqu'au coccyx que l'on peut même exciser au besoin, disais-je, pour arriver sur le rectum, attirer la muqueuse de cet intestin et la réunir à la plaie au moyen d'une suture.

Personne ne remarqua l'innovation, sauf Goyrand qui la mentionna de nouveau dans une lettre.

En 1862, je renouvelle la proposition dans les mêmes termes peut-être trop concis à la vérité ; dans les cas, disais-je, où le rectum serait situé trop haut, il serait bon de chercher à l'atteindre en faisant l'excision du coccyx.

Depaul prit garde à la chose, mais pour la blâmer. M. Verneuil, dit-il, va jusqu'à l'excision du coccyx, or je crois cette excision plus grave qu'une ponction avec le trocart (*Bull. Soc. chirurgie*, T. III, 2e série, p. 172). Mon honorable contradicteur ne remarquait pas la différence des deux manœuvres. L'une, la ponction, sans parler de ses dangers, ne sert guère qu'à porter le diagnostic, l'autre favorise au contraire les temps les plus essentiels de l'enterotomie périnéale, c'est-à-dire la découverte du bout intestinal et sa fixation à la plaie des téguments....

...Les dégâts causés par l'excision du coccyx ne sont rien en regard de ceux qui résultent des recherches aveugles faites dans ce point avec les doigts, les pinces, et les instruments mousses, enfin l'agrandissement du champ opératoire a tellement facilité la manœuvre qu'il m'a toujours été possible après cette excision de trouver l'intestin en quelques minutes, alors que je le cherchais auparavant depuis un quart d'heure au moins.

J'ai appliqué une fois la résection partielle du coccyx pour faciliter

— 21 —

l'extirpation d'une volumineuse tumeur du rectum. Le malade ayant succombé aux suites de l'opération, je ne puis dire ce qui en serait résulté, je sais seulement que la dissection profonde de la tumeur fut singulièrement aidée par cette opération préliminaire (V. Raymond, Extirpation des tumeurs. Th., Paris, 1870, p. 95) ».

A la suite de son mémoire le professeur Verneuil publie les 6 opérations qu'il a pratiquées de 1864 à 1872 ; il eut 4 décès et 2 succès, mais dans deux cas l'opération avait été faite sur des enfants nés avant terme, et dans les deux autres cas presque *in extremis*, l'un des enfants était né depuis 4 jours, l'autre ne se débattait même pas sous le bistouri, des 2 succès un datait de 4 ans déjà, le second remontait à 4 mois et pouvait être regardé comme assuré. Si l'on tient compte des conditions fâcheuses dans lesquelles il opérait, le résultat était vraiment important, et l'opération avait été dans tous les cas bienfaisante, on ne pouvait la rendre responsable des 4 insuccès. Quant aux conséquences ultérieures obtenues chez ses 2 opérés qui ont survécu, l'auteur nous apprend que les matières fécales étaient retenues, et qu'il existait une tendance à la coarctation d'un anneau fibreux embrassant l'ourlet muco-cutané. Pour remédier à cet inconvénient il propose d'introduire son doigt ou une bougie trois à quatre fois par jour dans l'orifice anal.

Nous avons tenu à citer presque *in extenso* ce mémoire pour bien montrer que le professeur Verneuil avait pratiqué et avait déjà pu apprécier les avantages de la résection du coccyx si préconisée de l'autre côté du Rhin. On ne peut que rester surpris de voir cette méthode et les essais du chirurgien français tomber dans l'oubli.

Kocher ne doit donc pas être considéré comme l'inventeur de cette nouvelle méthode, il n'a fait que reprendre l'idée française. Il applique la résection du coccyx au traitement des cancers du rectum et fait cette opération chez les adultes ce qu'avait d'ailleurs déjà fait dans une circonstance le chirurgien français. Les tentatives de Kocher ne rencontrèrent pas non plus en Allemagne l'accueil bienveillant qu'elles méritaient, elles tombèrent aussi momentanément dans l'oubli. En 1880, il essaie d'y revenir et d'ériger son procédé en méthode. Il rencontra alors comme adversaire Esmarch qui prétendit que l'extirpation du coccyx était inutile dans la majorité des cas et fit valoir ses raisons au Congrès de Copenhague de 1884 (v. le *Compte rendu* de ce Congrès, t. II, p. 3 et 4, *section de chirurgie*).

L'opinion d'Esmarch ne serait valable que pour les cancers situés près de l'anus. Dans tous les autres cas l'excision du coccyx facilite énormément l'opération, comme le faisait déjà remarquer bien avant le professeur Verneuil dans son mémoire.

5 ans après, le 11 avril 1885, à la 4° séance du 14° congrès de la Société allemande de chirurgie à Berlin, Kraske, de Fribourg en Brisgau, fait une communication où il démontre qu'à l'extirpation du coccyx il faut joindre la résection d'une portion plus ou moins grande du sacrum pour pouvoir se donner du jour, opérer à ciel ouvert, arrêter plus facilement les hémorrhagies et extirper les cancers situés très haut sur le rectum et profondément situés. Voici d'ailleurs comment il rapporte la façon dont il a été amené à ce progrès dans la chirurgie du rectum. Il avait opéré 2 malades suivant la méthode de Kocher, les 2 opérations avaient été très pénibles à cause des hémorrhagies, à cause du peu de jour qu'il avait obtenu quoiqu'il eût fait l'ablation du coccyx. Les 2 opérés moururent l'un de péritonite, le second de pneumonie. Il avoue lui-même que malgré ses avantages, le procédé de Kocher ne permet pas d'atteindre facilement la tumeur quand elle se trouve à la partie supérieure du rectum ; elle facilite l'opération, elle donne du jour, mais pas assez cependant pour que les pansements ultérieurs puissent être faits avec soin, et, c'est probablement à cette circonstance qu'il a dû de perdre son premier malade de péritonite. C'est pourquoi il est convaincu que Kocher lui-même n'a jamais opéré un cancer élevé du rectum, au moins dans les cas qu'il a communiqués, la tumeur n'était jamais assez haut pour nécessiter l'ouverture du cul-de-sac péritonéal. Kraske put donc se convaincre que dans ces 2 opérations il ne put retirer aucun bénéfice de l'ablation du coccyx, c'est ce qui le décida à essayer sur le cadavre si, en ajoutant la résection d'une portion du sacrum à celle du coccyx, il ne se rendrait pas l'opération encore plus facile. Ce ne fut qu'après différents essais à l'amphithéâtre qu'il tenta sur le vivant l'opération d'après son nouveau procédé.

En décembre 1884, à 16 jours d'intervalle, il opère 2 malades de cancers élevés du rectum en pratiquant la résection du sacrum et du coccyx.

Les 2 opérations furent couronnées de succès et il les publia dans son 1er mémoire qui parut en 1885 et dans les *Archives de Langenbeck*, t. XXXIII, p. 563-574, en 1886.

Rinne, en 1886, s'empresse d'adopter la méthode de Kraske dans un cas.

En 1887, Kraske publie son 2ᵉ mémoire, où il rapporte 8 nouvelles opérations faites d'après sa méthode. Sur ces 8 opérations, il y a 2 décès par péritonite stercorale. On trouve là des renseignements nouveaux sur différents points de l'opération et son appréciation sur la façon d'opérer de Bardenheuer qui avait déjà modifié la méthode sacrée.

A partir de ce moment l'élan était donné dans ce sens et la plupart des chirurgiens allemands soit à Vienne, soit à Berlin, adoptèrent la nouvel'e méthode tout en y apportant des modifications de détail soit dans la façon de réséquer le sacrum et le coccyx, ce qui constitue l'opération préliminaire, soit dans la façon de suturer l'intestin et d'en rétablir la continuité.

Schede de Hambourg, en 1887, fait 3 opérations, il ferme complètement le péritoine, suture circulairement et complètement les deux bouts intestinaux, et crée en outre un anus contre nature pour dériver momentanément le cours des matières fécales qui pourraient faire lâcher la suture intestinale.

Dans la même année 1887, le professeur Lauenstein publie une observation d'opération d'après Kraske (*in der dem vortrage Schede's folgenden discussion*). Kirschoff publie un cas de la clinique du professeur Schönborn et des Dʳˢ Berns et Koch, 3 cas.

Bardenheuer remplace la section oblique de Kraske par une section transversale au-dessous du 3ᵉ trou sacré. Kraske et plus tard Hochenegg critiquent sévèrement ce chirurgien, et paraissent ne pas attacher beaucoup de confiance aux cas qu'il a publiés en lui reprochant de ne pas en donner les observations détaillées.

En 1888, Heinecke (*Münch. Medic. Woch.*, n° 26) propose la résection temporaire du sacrum et du coccyx, il abandonne en quelque sorte l'idée qui avait guidé Kraske, c'est-à-dire la conservation de la région sphinctérienne, puisqu'il sectionne en arrière le sphincter et qu'il pratique en quelque sorte une rectotomie postérieure. Il établit d'emblée un anus sacré.

Weinlechner publie une observation à la même époque (*Aertzliches Bericht des K. K. algemeines krankenhauses*, 1888).

Hochenegg rassemble en un travail qu'il publie dans la Revue d'Albert de Vienne *Arbeiten und Iahresbericht der ersten Chirur gischen Universitatsklinik* les différents extraits qu'il avait fait paraître à différentes reprises dans le *Wiener Klin. Wochenschrift*. A l'aide de ses douze opérations il prône la méthode de Kraske et la présente comme méthode de choix pour le traitement des cancers du rectum, même dans les cas de cancers ayant envahi l'anus. Il établit un parallèle entre l'anus sacré et les autres anus contre nature inguinal ou lombaire. Outre ce travail sur la méthode sacrée dans les cas de cancers du rectum, Hochenegg publia deux autres mémoires dans la même Revue de 1888 sur l'emploi de la méthode de Kraske en gynécologie et dans les affections non cancéreuses du rectum et du petit bassin : *Die Sacrale operation methode in Gynäkologie*, et *Beitrage zur chirurgie des Rectum und des Beckenorganes*.

A cette époque, 23 octobre 1888, le professeur Eug. Bœckel, chirurgien de l'hospice civil de Strasbourg fit aussi 3 opérations d'après Kraske, suivies de succès. Depuis il a eu l'occasion de faire trois nouvelles opérations avec deux décès. Elles viennent d'être publiées le 3 mai 1890 dans la *Gazette médicale* de Strasbourg.

Deux ans après la description de la méthode, des imitateurs de Kraske et ses élèves, croient reconnaître la nécessité de garder dans le lambeau les fragments osseux pour conserver au plancher pelvien **la** solidité et du même coup la plus grande partie des insertions musculaires de cette région.

Lihotzky montra depuis que ces craintes n'étaient pas justifiées, puisqu'une femme opérée par lui d'après la méthode de Kraske put accoucher normalement d'un enfant de 4,300 grammes. La rotation de la tête se fit comme d'habitude malgré l'absence du sacrum et de ligaments sacro-sciatiques.

Dès 1888 l'opération se trouve modifiée non plus dans l'incision, mais au point de vue des résections osseuses et de la conservation des fragments osseux. Nous avons fait remarquer précédemment que Heinecke avait déjà attiré l'attention à ce sujet.

En 1889 Lœvy décrit un manuel opératoire spécial et rabat momentanément en bas un fragment quadrilatère de l'os pour le réappliquer ensuite. Il n'a d'ailleurs pratiqué son opération que sur le cadavre.

Wiedow agit de même, mais relève son fragment osseux en haut. Il prône sa méthode pour l'ouverture des abcès du petit bassin. Il cite à l'appui deux observations.

Roux de Lausanne croit qu'il vaut mieux récliner le lambeau ostéo-cutané latéralement, et publie dans son mémoire 4 observations, où il a appliqué son procédé avec succès. Sur ces quatre observations, 2 ont trait à des cancers du rectum, les 2 autres à des cancers de l'utérus. Nous devons rappeler que d'une façon générale ces modifications opératoires ont surtout été conçues en vue de l'accès aux organes du petit bassin surtout chez la femme dans les cas d'affection des organes génitaux internes. Le mémoire de Hégar rapporte une observation d'utérus cancéreux opéré par la méthode de Kraske modifiée par Wiedow.

Enfin, pour terminer nous devons citer les deux noms de Emil Zuckerkandl et de Wölfler. Il est curieux de voir ces deux chirurgiens essayer de prouver que l'opération préliminaire de Kraske, c'est-à-dire la résection du sacrum et du coccyx, est complètement inutile et qu'on peut arriver sur le rectum et se donner assez de jour pour pratiquer la résection de l'intestin par une simple incision faite le long du bord gauche du sacrum ou du coccyx. C'est ce qu'ils ont appelé la méthode parasacrée.

D'après ces données on peut constater que c'est surtout en Allemagne qu'a été pratiquée l'opération de Kraske. Elle n'a été connue en France qu'en 1889, époque à laquelle M. le Dr Pozzi a eu l'occasion de la pratiquer, le 4 août 1889, dans son premier temps, c'est-à-dire de faire l'opération préliminaire et d'établir consécutivement un anus sacré chez une vieille femme atteinte de carcinome du rectum.

Le 30 octobre de la même année, M. le Dr Routier communiquait à la Société de chirurgie, l'observation d'une malade chez laquelle il avait pratiqué le 19 septembre précédent, la résection du sacrum et du coccyx d'après Kraske pour réséquer 0.40 cent. d'intestin avec conservation du sphincter. L'opération fut suivie d'un succès complet. M. Routier est le premier qui, en France, appliqua la méthode de Kraske dans toute sa rigueur et réussit la suture circulaire complète des deux bouts de l'intestin.

L'opération a été répétée une seconde fois par M. le P. Pozzi en décembre 1889.

Depuis cette époque, en 1890 les chirurgiens français devant le résultat obtenu par M. Routier se sont décidés à adopter la méthode sacrée pour le traitement des cancers du rectum. Mais les premiers cas n'ont pas été très heureux précisément à cause des complications qui surgissaient au cours de l'opération et qui faisaient des cas qui paraissaient assez simples au début, des cas très complexes.

MM. Schwartz, Terrier, Berger, G. Marchand ont fait de ces opérations avec plus ou moins de succès, mais on peut dire qu'on n'en n'est encore qu'à la période des tâtonnements et qu'on ne possède pas encore de règles bien précises pour faire face aux complications qui peuvent surgir soit dans le cours de l'opération, soit dans les quelques jours qui la suivent. Enfin, nous nous permettrons d'ajouter que les malades opérés en France par cette méthode se trouvaient presque tous dans des conditions désespérées et tout à fait défavorables pour pouvoir résister au choc opératoire, soit du fait de l'obstruction intestinale existant déjà depuis quelque temps, soit du fait d'une cachexie cancéreuse déjà trop avancée.

Pour terminer cet historique, nous n'avons plus qu'à mentionner ce qu'ont fait à ce sujet les chirurgiens italiens, anglais ou américains ; les indications bibliographiques des journaux de ces différentes nations sont presque muettes, et n'ont pu être vérifiées, on n'a d'ailleurs qu'à consulter ce que dit à ce sujet le Dr Routier dans le travail qu'il a publié dans la *Revue de chirurgie* du 10 décembre 1889. Nous manquons en quelque sorte de renseignements précis sur l'accueil fait à cette opération en Italie, en Angleterre et en Amérique. C'est donc surtout dans les Revues allemandes que nous devons chercher les renseignements et les observations à l'appui de la méthode sacrée et de son manuel opératoire.

INDICATIONS ET CONTRE-INDICATIONS DE LA MÉTHODE SACRÉE OU PELVIENNE

Si on se reporte aux conditions que devait réunir un cancer pour être opéré avec les anciennes méthodes, on peut constater que bien peu de cancéreux les réunissaient dans leur totalité et par conséquent étaient réputés opérables.

Pour qu'un chirurgien se décidât à pratiquer l'amputation du rectum pour cancer, il fallait que ce dernier fût accessible au doigt, par conséquent assez près de l'anus pour pouvoir être enlevé sans ouverture du péritoine, qu'il fût mobile et libre d'adhérences de façon à ce qu'on pût l'abaisser, les adhérences en avant avec la prostate et la vessie chez l'homme étaient une contre-indication formelle, on avait déjà remarqué que chez la femme les adhérences en avant avec la cloison recto-vaginale étaient sans importance pour le résultat consécutif de l'opération : les ganglions inguinaux et pelviens devaient être sains et enfin la cachexie cancéreuse manquer ou être tout à fait à son début.

Peu de cancéreux réunissaient ces conditions essentielles et la plupart en étaient réduits à prendre leur mal en patience jusqu'au moment où ils étaient enlevés par une complication, heureux encore lorsqu'ils pouvaient bénéficier d'une colotomie qui leur apportait pour quelques jours un soulagement momentané, largement acheté par les inconvénients ultérieurs de l'anus contre nature.

Ce grand nombre de malades à propos desquels la chirurgie restait impuissante avait frappé Kraske, et c'est cette considération qui l'amena à chercher un moyen de leur venir en aide, c'est-à-dire d'opérer les cancers jugés inopérables par les anciennes méthodes. Sa grande préoccupation fut donc, dès le début, de chercher à aborder le rectum sur toute sa hauteur, il arriva à ce résultat par la résection du coccyx et d'une partie du sacrum et la section des ligaments sacro-sciatiques d'un côté, il ouvrait en quelque sorte une large fenêtre dans le petit bassin. Dès lors tous les organes de cette région lui devenaient facilement accessibles. Cette opération qui n'était que préliminaire (le nom lui est resté), réalisait toutes ses espérances, c'était pour ce chirurgien le temps le plus important de toute l'opération, et quand on lit son premier mémoire on reste convaincu que les autres avantages apportés par cette méthode n'étaient qu'accessoires ; le fait de conserver au malade son sphincter et de rétablir la continuité du canal intestinal ne fut d'abord qu'un point secondaire pour lui. Quoi qu'il en soit, avec sa nouvelle méthode il lui fut possible d'opérer des cancers qui ne relevaient plus de l'amputation du rectum soit à cause de leur siège trop élevé, soit à cause de leurs adhérences, on verra cependant plus loin que des adhérences trop nombreuses et trop solides constitueront une des rares contre-indications à l'opération par la voie pelvienne ou sacrée.

Néanmoins du moment où on a rendu tout le rectum et même l'S iliaque accessible à la vue et aux instruments, on peut dire d'une façon générale qu'on peut opérer maintenant tous les cancers du rectum. Du moment où il y a cancer du rectum, il y a donc indication à pratiquer la méthode sacrée, même lorsqu'on reconnaîtra au cours de l'opération après avoir simplement fait l'opération préliminaire, que le cancer est tout à fait inopérable ; en effet, dans ce dernier cas on peut établir chez ce malade un anus sacré qui est de beaucoup préférable aux autres anus contre nature, iliaque ou lombaire.

Il est inutile de parler ici des cancers de l'anus et des cancers débutant immédiatement au-dessus du sphincter et limités à une petite portion de la muqueuse rectale. Il suffit de faire par l'anus l'excision du rectum malade et de pratiquer la suture de la plaie muqueuse, la méthode sacrée n'a rien à faire dans ces cas.

On peut rencontrer des cas où la portion anale paraît atteinte ou tout au moins suspecte, on ne peut pratiquer dans ce cas une opération radicale qu'en faisant l'ablation complète du sphincter. Il est bien évident que la méthode sacrée dans son premier temps, c'est-à-dire l'opération préliminaire, sera de beaucoup préférable à l'amputation du rectum telle qu'on la pratiquait avant Kraske, parce que l'anus artificiel sacré qui en résultera, présente des avantages importants sur l'orifice que laissent à leur suite les meilleures méthodes qui circonscrivent l'orifice anal. Ce dernier orifice est, en effet, difficile à

obturer avec un appareil, et, de plus, il est exposé à des rétrécissements consécutifs qui finissent par être d'autant plus serrés que la
survie sera plus longue.

A côté de ces cas, il en est d'autres où le malade a trop tardé à se
faire opérer et où le cancer, quoique facilement abordable à cause
de sa situation sur la portion moyenne du rectum, se traduit par la
perte complète des forces et une cachexie trop avancée. Le malade
est hors d'état de supporter une longue opération. S'il se produit
alors une obstruction intestinale, on pourra le faire bénéficier encore
de la méthode sacrée en ne pratiquant que l'opération préliminaire,
qui sera suivie de la section transversale du rectum au dessus de la
tumeur et de l'abouchement du bout intestinal supérieur sain dans
la plaie sacrée. On obtient ainsi un anus sacré et on aura évité au
malade soit un anus iliaque, soit l'amputation du rectum, opérations
qu'il n'aurait probablement pas supportées à cause de son affaiblis-
sement considérable.

Mais les indications ne sont pas toujours très nettes et souvent
ne se dégagent pas bien nettement de l'examen consciencieux du
néoplasme qu'on veut opérer. Si, par exemple le cancer s'est pro-
pagé aux ganglions soit inguinaux, soit pelviens, s'il s'étend très
haut sur le rectum et qu'il ne puisse être délimité par le toucher
rectal, il est bien impossible de penser à une opération radicale,
quoiqu'en somme elle puisse être à la rigueur pratiquée. Mais on
doit se poser la question de savoir quel bénéfice pourrait en retirer
le malade et quels dangers on lui fera courir en l'opérant. La
méthode sacrée sera probablement un peu illusoire dans ses avantages ultérieurs alors même qu'elle n'aurait pas amené la mort et
nous pensons avec Hochenegg qu'il faut faire à ce malade l'opération qui apportera avec elle la survie la plus longue. Le même auteur
à propos de ces cas complexes, fait aussi remarquer que la colotomie et la méthode sacrée ont d'étroits rapports dans leurs indications.

On sait, en effet, que le siège élevé d'une tumeur cancéreuse est une
indication de la méthode de Kraske, puisque c'est la seule qui permette d'en faire l'extirpation, mais il peut arriver que, après avoir
fait l'opération préliminaire, on reconnaisse l'impossibilité d'opérer
cette tumeur, précisément à cause de son siège trop élevé et de ses
adhérences trop nombreuses et trop solides avec le sacrum en

arrière, et en avant avec d'autres anses d'intestin, la prostate, la vessie, l'utérus, etc. L'examen pratiqué avant l'opération n'avait pas permis de faire reconnaître les limites du néoplasme, par le toucher rectal soit à cause de son siège trop élevé, soit à cause de la présence d'un rétrécissement cancéreux et par la palpation abdominale, à cause de la rétention prolongée des matières fécales au-dessus de l'obstacle, ce qui amène de la tympanite abdominale. L'opération préliminaire a donc joué dans ce cas le rôle d'une opération exploratrice ; elle permet de reconnaître en même temps que les limites du mal, l'impossibilité de l'extirper complètement et ses adhérences avec les organes environnants. On doit donc s'arrêter là et s'en tenir au premier temps de la méthode sacrée. Mais l'opération aura profité au malade puisqu'elle permettra au chirurgien de recourir à la colotomie. Elle aura donc fourni de cette façon une des indications de la méthode palliative. Les chirurgiens opposés à la méthode sacrée pourront objecter à ce sujet qu'il était inutile d'aller réséquer le sacrum et le coccyx pour en arriver à faire dans la suite un anus contre nature et faire courir au malade les dangers de deux opérations consécutives dont une au moins aurait pu être évitée, on peut répondre à cette objection en montrant, que pour quelques malades à qui l'on aura fait subir consécutivement deux opérations, on en fera bénéficier un très grand nombre chez lesquels on pourra substituer une opération radicale à une opération palliative.

D'après ce qui précède on voit que l'opération de Kraske dans son premier temps peut très bien conduire le chirurgien à créer un anus contre nature. Ullmann, l'assistant d'Albert, a cherché à réagir contre cette tendance de Kraske et de son collègue Hochenegg et il a exposé sa manière de faire dans le mémoire déjà cité. Nous devons faire remarquer de suite que ce chirurgien modifie l'opération de Kraske toutes les fois qu'il le peut, il se contente de l'incision para-sacrée de Zuckerkandl et de Wölfler, sans résection du sacrum et du coccyx, si par ce moyen il obtient suffisamment de jour. Quoi qu'il en soit avec ou sans l'opération préliminaire il découvre le rectum, constate le siège et les limites du cancer, reconnaît immédiatement s'il est opérable ou non ; si l'extirpation totale est possible il la pratique d'après le deuxième temps de la méthode de Kraske, si elle n'est pas possible il laisse le cancer en place et abouche une portion saine de l'intestin située au-dessus de la tumeur avec la portion saine d'intestin située au-dessous. Il supprime ainsi du même coup et ce rétrécissement cancéreux qui s'est produit ou qui peut se produire, et l'anus contre nature auquel on serait forcé de recourir quand le cancer ne peut être opéré même avec l'aide de la méthode sacrée ou qu'il existe une obstruction intestinale menaçant la vie du malade et réclamant une intervention urgente.

L'opération préliminaire peut donc jouer le rôle d'opération exploratrice, non seulement dans les cancers du rectum qui ne laissent aucun doute à l'examen du médecin, mais encore dans les cas de rétrécissements du rectum et d'ulcérations simples de la muqueuse rectale. Comme toute opération exploratrice elle peut servir à éclairer le diagnostic ; on croit n'avoir affaire qu'à un rétrécissement, et l'inspection du rectum à ciel ouvert permet de constater soit des noyaux cancéreux disséminés, soit une véritable tumeur cancéreuse située au-dessus du rétrécissement et ayant passé inaperçue au doigt explorateur.

Enfin cette opération présente une réelle importance quand il s'agit d'une imperforation de l'anus ou de malformations du rectum, c'est d'ailleurs cette circonstance qui avait permis au professeur Verneuil de pratiquer l'opération préliminaire 10 ans au moins avant Kraske.

Mais les cas les plus fréquents sont ceux où le cancer débute à quelque distance de l'anus et s'étend circulairement en haut, peu importe d'ailleurs que ses limites supérieures puissent être atteintes ou non avec le doigt si après avoir découvert le rectum on constate que la tumeur est nettement limitée. Il est certainement préférable pour le chirurgien que la limite supérieure soit atteinte par le toucher digital qui reconnaîtra en même temps si la tumeur est mobile ou non.

Les cas les plus favorables à la méthode sont ceux où le néoplasme est mobile même si l'on doit ouvrir le péritoine, pour libérer complètement la portion cancéreuse de l'intestin. Avec l'amputation du rectum la chirurgie restait impuissante dans ces cas de cancers mobiles haut situés et atteignant la portion intrapéritonéale du rectum.

Les auteurs classiques recommandaient de ne pas opérer des cancers qu'on ne pouvait toucher ou délimiter pendant le sommeil chloroformique, alors même qu'ils étaient mobiles, c'était une des variétés des cancers réputés inopérables, au sujet desquels Volkmann disait qu'ils étaient trop profondément situés pour être opérés par laparotomie et trop élevés pour être extirpés par l'anus. Actuellement ils relèvent de la méthode sacrée et leur siège élevé n'est plus une contre-indication à l'opération radicale, de même que leur siège sur a portion intrapéritonéale du rectum, et l'impossibilité d'arriver à toucher leur limite supérieure avec le doigt. On passe outre même si des adhérences fixent la tumeur à la vessie et à la prostate chez l'homme, à condition toutefois qu'elles ne soient pas trop nombreuses ni trop solides. La tumeur peut remonter jusque sur l'S iliaque, on pourra tenter l'opération surtout si on a reconnu qu'elle est bien circonscrite, limitée à une portion d'intestin peu étendue, et mobile. La présence d'adhérences nombreuses est une réelle contre-indication à la méthode sacrée, d'autant plus que dans ces cas il s'agit le plus souvent, comme l'a fait remarquer M. Reclus. de cancers volumineux, à masses exubérantes, adhérant à tous les organes du petit bassin, à d'autres anses d'intestin, en un mot ne faisant plus qu'une seule masse avec tous les organes voisins qu'elle a englobés. Une extirpation, la plus radicale possible, par la voie sacrée serait incomplète, et entraînerait à sa suite un délabrement trop considérable (v. *Semaine médicale*, 11 décembre 1889). Ces formes ne sont pas très rares et sont dues le plus souvent à l'indolence des malades qui comptant toujours sur une amélioration spontanée ont hésité jusqu'au dernier moment à consulter, et plus rarement à la négligence du médecin qui omet de pratiquer le toucher rectal, estimant ou non qu'il n'y a pas lieu de faire un traitement radical. Ces formes avancées de cancer diminueront certainement du jour où on se décidera de parti pris à pratiquer leur extirpation complète. Plus les tumeurs seront attaquées au début de leur évolution et plus on aura de chances de succès, les cas seront d'abord moins difficiles à opérer parce que la tumeur et les adhérences n'auront pas encore eu le temps de se développer, et l'opération se fera chez un individu encore résistant et en possession de toutes ses forces. On sait généralement que pour le cancer du rectum en particulier, l'extirpation est une opération d'autant meilleure que les malades sont vite réduits à un état de maigreur extrême et qu'ils reprennent très vite après l'opération. Enfin plus l'extirpation est complète et moins on a de chances d'avoir dans la suite de récidives, la survie n'en sera que plus longue. On est dans les meilleures conditions pour faire une ablation radicale, toutes les fois qu'on opère de bonne heure, qu'on a affaire à une tumeur de petit volume, non adhérente, mobile et bien circonscrite et que la région sphinctérienne est saine.

La propagation du cancer aux ganglions inguinaux ou pelviens, n'a pas arrêté les partisans de la méthode sacrée, Eug. Bœckel et Hochenegg ne se sont pas arrêtés devant ces indices de généralisation du néoplasme, ils ont extirpé les masses ganglionnaires. Ce n'est certainement pas une contre-indication formelle à appliquer la méthode sacrée, mais c'est une mauvaise condition pour le succès consécutif de l'opération. On est exposé dans la suite à des récidives hâtives. A ce sujet, il peut être utile de rappeler ici l'objection que soulevaient certains chirurgiens en invoquant les récidives fréquentes pour ne pas avoir à opérer des cancers du rectum. M. H. Marchand ne manquait pas de réfuter cette objection dans les conclusions de sa thèse, en disant « les récidives qui suivent l'extirpation de l'extrémité inférieure du rectum ne sont pas plus fréquentes ni plus rapides que celles qui succèdent aux opérations pratiquées dans un même but sur d'autres points de l'économie, quand les limites du mal ont pu être dépassées largement. » On en était arrivé, en effet, à ne plus considérer le cancer du rectum du même œil que les cancers situés en d'autres régions, c'est pourquoi M. Marchand se croyait obligé de réagir contre cette sorte d'exclusion. On enlevait un cancer du sein tout en sachant qu'il se produirait des récidives, mais cette considération n'empêchait pas le chirurgien d'enlever un sein cancéreux, alors qu'elle l'empêchait d'extirper un rectum atteint de la même affection. Les récidives ne pourront donc être invoquées comme une contre-indication suffisante puisqu'il est admis généralement par presque tous les chirurgiens que l'extirpation de la portion cancéreuse du rectum quand elle a pu être faite complètement peut être suivie d'une fort longue survie. La méthode de Kraske est capable plus que toutes les autres méthodes de faire cette extirpation le plus radicalement possible, ce sera donc à elle qu'on devra donner la préférence.

Les seules contre-indications à l'opération seront la présence d'une cachexie trop profonde, d'une tumeur trop volumineuse et trop avancée dans son évolution, avec propagation aux ganglions et aux lymphatiques, et enfin l'immobilité d'une tumeur trop adhérente aux organes voisins.

A.   3

En résumé, la méthode de Kraske s'adresse à tous les cancers du rectum. Les meilleures conditions où on pourra la pratiquer seront celles où on aura affaire à un cancer mobile, peu adhérent, siégeant sur la portion moyenne du rectum et intéressant ou non le péritoine. Quand on ne pourra faire l'extirpation de la tumeur qu'on aura découverte à l'aide du premier temps de la méthode, on se sera du moins renseigné et on aura recueilli des indications opératoires nouvelles ; on aura fait une opération exploratrice.

NOTIONS ANATOMIQUES SUR LA RÉGION SACRO-COCCYGIENNE

Avant de décrire l'opération qui consiste à aborder le rectum par la voie sacrée, il est utile de rappeler à ce sujet quelques notions anatomiques sur la région sacro-coccygienne, et de connaître les différents organes qu'on peut léser en faisant une résection osseuse du sacrum et l'ablation du coccyx.

La peau dans cette région ne présente pas d'importance ; le tissu cellulaire sous-cutané est peu vasculaire.

Ils recouvrent la crête sacrée, et de chaque côté de cette crête la partie inférieure de la masse sacro-lombaire qui est masquée par une aponévrose épaisse. La partie inférieure de la masse commune recouvre les trois derniers trous sacrés de chaque côté. Les insertions inférieures de cette masse musculaire se trouveront donc fatalement sacrifiées à gauche, quand il s'agira de réséquer une portion latérale du sacrum, tout au moins les insertions seront-elles détachées de l'os. En dehors de cette masse commune et de chaque côté également le muscle grand fessier prend ses insertions sur le sacrum au niveau du bord externe de l'aponévrose lombo-sacrée, sur la moitié inférieure du sacrum et sur les bords du coccyx. Ces insertions inférieures seront aussi sectionnées, surtout au voisinage des deux ligaments sciatiques qui fournissent aussi des insertions à ce muscle puissant. La lésion de ces différents muscles au cours de l'opération sacrée, sera insignifiante au point de vue des troubles fonctionnels, si on considère le petit nombre de faisceaux qu'on est obligé de sacrifier.

Viennent ensuite le sacrum et le coccyx. Le sacrum d'ailleurs n'est intéressant qu'au point de vue de l'insertion des grand et petit ligaments sacro-sciatiques, mais surtout de la présence du canal sacré qui contient la queue de cheval, et différents nerfs qui sortent par des trous sacrés antérieurs et postérieurs au nombre de six de chaque côté et sur chaque face. Les branches postérieures sont toutes très courtes et se perdent dans les muscles de la masse commune et dans la peau des régions du sacrum et du coccyx, elles ne présentent pas d'utilité physiologique appréciable, leur utilité dans les fonctions des muscles du dos est si minime que leur section n'offre aucun inconvénient.

Les branches antérieures ou abdominales sacrées et coccygiennes sont des plus importantes, surtout les branches sacrées dont les trois premières s'anastomosent avec le nerf lombo-sacré de façon à former le plexus sacré ; une partie de la branche antérieure de la 4ᵉ paire sacrée entre aussi dans la constitution de ce plexus, cette 4ᵉ paire sort par le 4ᵉ trou sacré, c'est cette racine nerveuse qui est le plus souvent intéressée dans la résection du sacrum qui se fait presque toujours au-dessous du 3ᵉ trou sacré et englobe par conséquent le 4ᵉ trou sacré. La 3ᵉ paire sacrée est donc respectée dans la plupart des cas.

Or, d'après les recherches anatomiques on sait que la branche anté-rieure de la 4ᵉ paire sacrée sort du 4ᵉ trou sacré antérieur pour se porter en avant : elle se divise en trois faisceaux, l'un se porte en avant dans le plexus hypogastrique, le supérieur dans le plexus sacré, et le dernier contourne les bords du coccyx pour se perdre dans la peau de la région coccygienne. La branche antérieure de la 5ᵉ paire sacrée sort du trou que forment par leur réunion les cornes du sacrum et celles du coccyx. Elle se divise en 2 rameaux, l'un ascendant qui se réunit à la 4ᵉ paire, l'autre descendant qui se réunit à la 6ᵉ. La branche antérieure de la 6ᵉ paire sacrée sort par le même trou que la précé-dente entre le sacrum et le coccyx, elle reçoit l'anastomose de la 5ᵉ paire et se divise en 2 rameaux qui se portent en arrière en tra-versant le muscle ischio-coccygien. Le plus interne de ces rameaux se distribue à ce muscle et à la peau de la région coccygienne, l'externe se porte en arrière dans le bord inférieur du muscle grand fessier.

L'importance physiologique un peu plus considérable de ces rameaux obligera donc le chirurgien à limiter le plus possible en haut la résec-tion du sacrum pour intéresser le moins de branches nerveuses, dans les cas ordinaires de résection de l'aile gauche du sacrum au-dessous du 3ᵉ trou sacré on ne sectionne guère que les 4ᵉ, 5ᵉ et 6ᵉ branches antérieures sacrées du côté gauche, ce qui n'a que très peu d'importance d'autant plus que les branches analogues du côté droit suppléeront à l'innervation du côté lésé.

Cependant il est des cas exceptionnels où l'on doit recourir à la résection transversale, dans ces cas les sections nerveuses sont plus nombreuses, par conséquent plus importantes, et comme ces nerfs à partir de la 3ᵉ paire sacrée sont notoirement reconnus pour innerver le rectum et la vessie, il en résulte à la suite de leur section des troubles du côté de ces deux organes, mais ces troubles ne sont que transitoires même dans les cas où on s'est vu forcé de couper la 3ᵉ paire sacrée.

Après une résection du 3ᵉ trou sacré, la faiblesse du muscle vésical disparut spontanément et sans laisser aucunes traces chez le malade.

On a craint aussi un moment d'ouvrir le canal sacré, mais il est reconnu maintenant que cette ouverture ne s'est jamais accompagnée de complications et on n'a pas encore vu d'inflammations remonter le long de ce canal, dans les cas où on a dû ouvrir l'hiatus sacré, entre autres le cas de Wolkmann (1) qui réséqua une partie considérable du sacrum atteinte d'un sarcome à myélocytes, ouvrit forcément le canal vertébral et sectionna le filum terminale sans conséquences fâcheuses pour le malade qui guérit d'ailleurs complètement.

Enfin l'extirpation du coccyx ne peut guère se faire qu'en enlevant les insertions des muscles et des ligaments sur cet os, muscles ischio-coccygien, sphincter externe, grand fessier, grand et petit ligaments sacro-sciatiques. Nous devons insister sur les insertions du sphincter externe qui joue un si grand rôle dans les fonctions de la défécation. Il s'attache en arrière sur le raphé fibreux qui s'étend de l'anus au coccyx, plusieurs de ses faisceaux musculaires s'insèrent aussi sur la peau de la région coccygienne. Toutes les insertions coccygiennes de ce muscle sont donc fatalement sacrifiées dans le procédé de Kraske, et comme les fibres de ce muscle s'entre-croisent avec celles du releveur de l'anus et avec quelques fibres longitudinales du rectum, il en résulte que l'ablation du coccyx ne peut qu'être défavorable au bon fonctionnement du sphincter et des autres muscles de la région qui concourent à cette fonction. Comme conséquence opératoire on devra donc chercher à conserver la plus grande partie de la peau qui recouvre le coccyx pour être cer-

(1) *Verhandlung der Deutscher Gesellschaft.* Chirurgie, 5ᵉ congrès, 1876, I, p. 62.

tain de conserver l'action de ce muscle et obtenir la continence
des matières fécales ; sinon la défécation se ressentirait plus ou
moins de cette mutilation, puisque la plus grande partie des faisceaux du sphincter externe partent du coccyx lui-même et du
raphé qui s'y attache. Hildebrand, Kuester, von Bergmann, Stierlin,
rapportent dans leurs statistiques des cas, où tout en ayant conservé
le sphincter et l'anus, les malades étaient sujets à l'incontinence.
Le sphincter quoique existant ne fonctionnait pas. Est-ce le résultat
de sections nerveuses ou de section d'insertions musculaires ? ce
point n'est pas encore bien éclairci. C'est pourquoi Heinecke et
après lui Lœvy ont proposé la résection temporaire du sacrum et du
coccyx pour conserver intégralement les fonctions du sphincter.

MANUEL OPÉRATOIRE

Nous avons déjà fait remarquer que Kraske dans son premier mémoire ne se préoccupe que d'aborder le rectum. C'est là, pour lui, le point capital, et tout ce qu'il fait dans ce but constitue ce qu'il appelle l'opération préliminaire (voroperation, hülfoperation). Il n'insiste pas sur la résection de l'intestin, le rétablissement de la continuité du canal intestinal et la conservation du sphincter et de l'anus, il parle à peine des soins à donner au malade avant l'opération, soins qui jouent un grand rôle, comme on le verra plus loin, pour le succès ultérieur de l'opération.

Il suit donc de la lecture de ce premier mémoire qu'on peut très bien diviser la méthode sacrée pour l'extirpation du rectum en deux parties bien distinctes. L'opération préliminaire et l'opération fondamentale. Hochenegg établit d'ailleurs ces distinctions dans son mémoire.

Le second mémoire de Kraske contient huit observations nouvelles qu'on doit joindre aux deux autres publiées dans le premier mémoire; il développe, en outre, certains points de l'opération sur lesquels il donne des renseignements plus complets et critique sévèrement la façon d'opérer de Bardenheuer.

Nous allons donc exposer le manuel opératoire de Kraske tel qu'il le décrit dans ses mémoires où nous le suivrons pas à pas de façon à bien montrer sa pensée et la façon dont il comprenait cette opération.

Le malade est placé dans le décubitus latéral droit, les cuisses fléchies sur le bassin. Il fait une incision sur la ligne médiane du milieu du sacrum jusqu'à l'anus. Cette incision divise tous les tissus jusqu'à la crête sacrée à laquelle elle est parallèle. Il détache le muscle fessier à son insertion inférieure sur l'aile gauche du sacrum, dénude le sacrum et le coccyx jusqu'à leur bord gauche. Il s'est décidé à réséquer la partie inférieure de l'aile gauche du sacrum puisque la partie supérieure du rectum se dévie à gauche.

Les parties molles sont détachées de l'os au bistouri et à la rugine jusqu'au bord osseux sacro-coccygien, les deux ligaments sacro-sciatiques sont coupés au ras de l'os jusqu'au niveau du bord inférieur du 3e trou sacré.

Il fait alors remarquer que déjà par la section de ces deux ligaments il a obtenu un jour considérable et que la partie supérieure du rectum est déjà rendue accessible. Mais cette ouverture ne suffit pas encore. Il extirpe le coccyx qu'il désarticule au niveau de son interligne articulaire après l'avoir attiré en arrière avec un crochet.

Avec le ciseau et le maillet il résèque ensuite une portion de l'aile gauche du sacrum suivant une ligne qui se dirige en dedans et en bas, passe immédiatement au-dessous du bord inférieur du 3e trou sacré et contourne le 4e trou sacré pour se porter à la corne inférieure gauche du sacrum en décrivant autour de ce 4e trou un arc concave à gauche. Il ne fait attention ni aux branches postérieures des nerfs sacrés, ni aux branches abdominales des 4e et 5e nerfs sacrés qu'il a coupées. Il avait reconnu que leur section était sans importance physiologique. Mais il recommande de ménager le 3e nerf sacré qui par sa branche abdominale contribue à la formation du plexus sciatique.

Il a ainsi ouvert une fenêtre dans le petit bassin et il a mis à nu de cette façon la partie supérieure du rectum. Le premier temps de l'opération est terminé. C'est l'opération préliminaire.

Il place alors le malade sur le dos, le bassin très élevé dans la position de la taille et il commence le 2e temps, c'est-à-dire l'opération fondamentale qui consiste dans l'extirpation du rectum cancéreux. Après avoir fait la compression de façon à arrêter l'hémorrhagie quelquefois assez abondante qui résulte de la section de petits vaisseaux qu'il a déchirés en faisant la résection osseuse, il commence à dégager la face postérieure du rectum du tissu cellulaire qui le relie en arrière à la face interne de la concavité du sacrum, il le dissèque en quelque sorte, la large brèche qu'on a pratiquée permettant de lier plus facilement les vaisseaux nombreux qui donnent beaucoup de sang. Il peut ainsi dégager tout le rectum jusqu'à l'S iliaque.

Pour l'isoler il a fallu fendre préalablement une aponévrose plus ou moins résistante suivant les sujets. C'est à ce moment que les difficultés sont quelquefois considérables, car on se trouve souvent en présence d'une tumeur plus ou moins volumineuse ayant contracté des adhérences avec les tissus voisins. Plus les adhérences sont nombreuses et solides, et plus l'opération devient difficile. Dans certains cas il faut en quelque sorte sculpter la tumeur dans les tissus environnants et la détacher à grand'peine soit de la vessie et de la prostate chez l'homme, soit de la cloison recto-vaginale et de l'utérus chez la femme. Ces cas sont assurément mauvais et pour le malade et pour la méthode : on est obligé de faire de nombreuses ligatures, toutes ces difficultés ne font que prolonger l'opération au détriment du malade qui ne pourra supporter le choc opératoire. Néanmoins, même dans ces cas malheureux et trop fréquents parce que souvent on attend trop pour opérer, on peut déjà se rendre compte des avantages considérables que cette méthode offre au chirurgien qui opère en plein jour, et voit nettement ce qu'il fait, tout vaisseau ouvert peut être immédiatement lié et les hémorrhagies sont réduites à leur minimum. On se rend compte du volume de la tumeur, de son extension et de ses adhérences avec les organes voisins.

Dès qu'on a pu libérer le rectum et la tumeur qu'il porte, les limites supérieures du cancer sont accessibles. Le plus souvent on a dû ouvrir le péritoine, ce qui permet d'abaisser le rectum à volonté.

A ce moment Kraske diffère dans sa méthode, tantôt il fend verticalement le rectum dans sa portion située au-dessous de la tumeur, tantôt il sectionne transversalement le rectum immédiatement au-dessous du cancer sans avoir fait d'incision verticale préalable. Dans ce second cas il le sectionne transversalement au-dessous du cancer et après avoir bien nettoyé et lavé la cavité péritonéale, il suture les deux bouts intestinaux au catgut pour rétablir la continuité de l'intestin. Il coupe d'abord l'intestin transversalement au-dessous de la tumeur, parce que cette section lui permet de séparer plus facilement des parties voisines et d'attirer en bas le segment supérieur dûment obturé par un tampon de gaze iodoformée. Il avoue dans la suite qu'il n'est pas nécessaire de fendre longitudinalement le segment inférieur et on peut sans difficultés et sans craindre de léser les organes voisins faire la section transversale de l'intestin à n'importe quel niveau.

Une fois le rectum coupé transversalement au-dessous de la tumeur, on l'attire graduellement au dehors, en pinçant ou liant les brides vasculaires qui s'y rendent, jusqu'à ce que le segment supérieur sain arrive au niveau du segment inférieur qu'on avait séparé en 1er lieu de la tumeur cancéreuse. Pour faire descendre ainsi l'intestin, il est presque toujours nécessaire d'ouvrir le cul-de-sac péritonéal plus ou moins largement, on est toujours obligé de recourir à cette ouverture de la séreuse surtout quand le cancer siège sur la portion supérieure ou intra-péritonéale du rectum. Kraske d'ailleurs dans ses premières opérations a montré qu'il n'attachait aucune importance, à cette ouverture du péritoine. Ses deux premières opérations ont été suivies de 2 succès, d'autant plus probants et plus importants qu'il n'avait pas craint d'ouvrir largement de la séreuse, et de suturer complètement les deux bouts de l'intestin sur toute leur circonférence dans son 1er cas. La suture réussit très bien. Il voulut la renouveler dans sa nouvelle série de 8 opérations qu'il publie dans son second mémoire, il eut 2 cas de mort, ce qui lui fit abandonner cette suture circulaire complète pour la suture incomplète qu'il ne pratiqua plus que dans les 2/3 antérieurs de la circonférence des deux bouts intestinaux.

L'opération est complètement terminée. Il est à remarquer qu'il ne suture pas le péritoine, il se contente de mettre un gros drain dans la cavité péritonéale après l'avoir bien lavée et saupoudrée d'iodoforme, et de bourrer la cavité rectale avec un gros tampon de gaze iodoformée de façon a appliquer l'un contre l'autre les deux feuillets péritonéaux. Le reste de la plaie est bien exactement tamponné avec de la gaze iodoformée.

Mais la suture incomplète des deux bouts de l'intestin laisse à sa suite un anus sacré. Il le ferme plus tard par une opération autoplastique assez compliquée qu'il est quelquefois obligé de pratiquer à plusieurs reprises.

Il termine son premier mémoire en disant que, dans des cas particulièrement difficiles où les adhérences et l'extension du cancer seraient considérables, il n'hésiterait pas à réséquer une partie du sacrum à droite et à ouvrir le canal sacré; le cul-de-sac de la dure-mère ne va d'ailleurs pas jusque-là. Il eut l'occasion de faire ce qu'il dit dans l'obs. III de sa 2e série sans aucune complication ultérieure. Mais quoiqu'on obtienne plus de jour en faisant une résection transversale, il va de soi, que si on peut arriver à faire l'opération avec une simple résection latérale on ne doit pas s'exposer inutilement à des complications qu'amène toujours une grande lésion.

Enfin il résulte de ses observations, que Kraske pousse dans certains cas son incision sacrée jusqu'au sphincter anal qu'il n'hésite pas à couper. Il le suture il est vrai immédiatement ; toutefois on ne comprend pas bien cette manière de faire puisque la méthode sacrée présente comme résultat immédiat et comme avantage de pouvoir respecter cette région.

Voici l'opération telle que l'a pratiquée et décrite Kraske, il ne donne guère plus de détails techniques, il ne la recommande d'ailleurs qu'en priant ses collègues de la perfectionner, son procédé ayant encore besoin de modifications et d'améliorations.

Les modifications n'ont d'ailleurs pas manqué et chaque chirurgien en pratiquant sa méthode a apporté sa variante.

Hochenegg est certainement celui qui a cherché à améliorer le plus la méthode tout en suivant le plus rigoureusement possible les préceptes émis par Kraske. Il y a de plus apporté des modifications de détails qu'il rapporte dans son mémoire. Nous allons donc revenir sur le manuel opératoire non pas tant pour faire connaître les modifications qu'y a apportées Hochenegg que pour mettre en évidence certains points du procédé opératoire laissés dans l'ombre par Kraske, et comme le travail de Hochenegg est le plus complet qui ait été publié sur ce sujet, nous nous en inspirerons en profitant de l'expérience qu'a acquise ce chirurgien en pratiquant avec succès la méthode sacrée.

Dans une extirpation du rectum d'après la méthode sacrée, on peut considérer quatre temps qui ont tous leur importance pour le succès final :

1° Les soins à donner au rectum avant l'opération, c'est-à-dire la préparation de l'intestin ;

2° L'opération préliminaire qui sert à reconnaître le néoplasme et ses limites ;

3° L'opération fondamentale, c'est-à-dire l'extirpation du cancer ;

4° Les soins à donner au rectum après l'opération, et les pansements.

On verra plus loin que le premier temps de l'opération, c'est-à-dire la préparation du malade, est le plus important au point de vue de la réussite de l'opération surtout si on a l'intention de faire la suture circulaire complète des deux bouts de l'intestin. L'idéal serait de débarrasser complètement le tube intestinal des matières fécales qu'il contient ; on ne peut y arriver pratiquement qu'en partie. Cependant on peut en éviter une trop grande accumulation dans l'intestin grâce à des purgatifs répétés qu'on fera prendre au malade dans le courant de la semaine qui précèdera l'opération, grâce à des lavements ou plutôt à des irrigations fréquentes du rectum. Quand le rétrécissement ne sera pas trop accentué, on pourra introduire par l'anus une canule ou un drain en caoutchouc qu'on portera le plus loin possible dans l'intestin au-dessus du cancer, si l'on peut, tout en évitant de perforer le rectum, de cette façon on pourra irriguer et laver avec de l'eau bouillie ou naphtolée les portions intestinales situées au-dessus du cancer. Toutes ces précautions ont pout but d'éviter après l'opération des selles trop copieuses qui distendent l'intestin et le font se déchirer au niveau de la ligne des sutures. Si le rétrécissement ne permettait pas le passage d'une canule et qu'on ne pût suffisamment laver le rectum, on devrait renoncer à pratiquer la suture circulaire complète, ou si on tenait à la faire, établir un anus artificiel inguinal comme le recommande Schede de Hambourg.

M. Routier pour arriver à vider en partie son intestin mit sa malade au régime lacté complet pendant la semaine qui précéda l'opération, et la purgea à 2 ou 3 reprises. Il n'eut pas de débâcles, ce qui lui donna un résultat complet.

On fera bien de préparer son malade huit et même quinze jours avant l'opération.

Pour faire l'opération préliminaire, Hochenegg couche le malade sur le côté gauche les jambes fléchies sur les cuisses, maintenues fortement contre le corps, de telle façon que la poitrine et le bassin décrivent une légère courbe en avant et soient légèrement inclinés vers la table d'opération. L'opérateur se trouve naturellement placé derrière le malade. Cette position est bien préférable en ce qu'elle permet de pratiquer les différents temps de l'opération sans être obligé, comme Kraske, de faire passer son malade de la position latérale à la position de la taille. Toutefois cette position du malade à demi couché sur le ventre, quoique de beaucoup la meilleure pour les opérations sur le rectum, n'est pas commode pour donner le chloroforme qu'on doit encore plus attentivement surveiller dans ces cas particulier. De plus le rectum se dévie à gauche, la tumeur aura par conséquent une tendance à retomber de ce côté, entraînée qu'elle sera par son propre poids surtout quand l'aile gauche du sacrum aura été réséquée. La tumeur n'en est donc que plus accessible de cette façon. Quand on met au contraire le malade dans le décubitus dorsal le petit bassin fortement relevé, les intestins retom· bent sur le diaphragme et tendent à entraîner avec eux le rectum et la tumeur qui remontent fatalement un peu et s'éloignent du champ opératoire.

Kraske faisait une incision qui partant du milieu du sacrum suivait la crête sacrée pour se terminer à l'anus. Hochenegg adopte une incision courbe à concavité tournée vers la gauche.

Cette incision commence au milieu de la symphyse sacro-iliaque gauche, décrit d'abord un arc convexe à droite, suit ensuite la ligne médiane en se dirigeant vers le bord latéral droit du coccyx près duquel elle finit à égale distance de l'anus et de cet os. Dans les cas où la portion anale doit être extirpée l'incision est prolongée sur la ligne médiane jusqu'à l'anus au niveau de la commissure postérieure duquel elle se bifurque en deux incisions semi-lunaires qui se rejoignent en avant.

Cette incision facilite la dissection à gauche et permet de placer l'anus artificiel dans un endroit plus favorable qu'avec l'incision médiane.

On sectionne la peau et tous les tissus suivant cette ligne d'incision courbe, on détache les insertions musculaires du fessier, on rugine l'os, il est préférable pour dénuder les surfaces osseuses de se servir du bistouri plutôt que de la rugine, précisément à cause de la surface raboteuse du sacrum. L'hémorrhagie est insignifiante et facile à arrêter.

Le coccyx est libéré et dénudé de la même façon sur ses côtés, énucléé ensuite, ce qui se pratique très facilement, en relevant sa pointe en arrière avec un crochet ; on le luxe ainsi et on le sépare avec le bistouri des parties molles qui le retiennent en place.

Après avoir fait cette énucléation on peut déjà faire l'exploration d'une partie du rectum et quelquefois même déjà la tumeur est accessible, du moins en partie ; mais le plus souvent il faut en arriver à débarrasser la région sacro-coccygienne des deux ligaments sacrosciatiques gauches ou les détacher de leurs insertions sur le sacrum jusqu'au niveau du 3° trou sacré postérieur gauche. Cette simple section facilite encore l'exploration surtout lorsqu'on a recliné les parties molles avec des écarteurs. Si on peut délimiter la tumeur en haut, et si elle ne dépasse que peu l'angle supérieur et la plaie on peut

la réséquer immédiatement sans toucher au sacrum (Obs. I et II du
2e mémoire de Kraske). La tumeur siège-t-elle plus haut, ou existe-t-
il des adhérences avec le tissu cellulaire de la face antérieure du
sacrum, il faut se donner plus de jour par une résection partielle
du sacrum.

Cette résection peut se faire soit latéralement, soit transversalement
et à différentes hauteurs. La résection latérale est celle que préfèrent
Kraske, Hochenegg et la plupart des chirurgiens. Il est certain que
l'ablation d'une petite portion latérale est bien moins mutilante qu'une
section transversale étendue qui sépare le corps épais des vertèbres
sacrées et ouvre le canal sacré. On a vu cependant que Kraske ne reje-
tait pas cette résection transversale, mais dans des cas particulièrement difficiles, ex. : Obs. III. Cette dernière n'est guère pratiquée cou-
ramment que par Bardenheuer, ce dont le blâment Kraske et
Hochenegg. Elle se fait au-dessous du 3e trou sacré. On sectionne
plus de branches nerveuses, et on s'expose à des hémorrhagies plus
abondantes.

La résection latérale doit se faire à la hauteur du 3e trou sacré postérieur suivant une ligne qui se dirige en dedans et en bas en con-
tournant le 4e trou sacré postérieur gauche pour se porter à la corne
inférieure gauche du sacrum. On respecte ainsi toujours la branche
abdominale du 3e nerf sacré gauche. Hochenegg, pour avoir encore
plus de jour que par une résection purement latérale, pratique sa
résection suivant une ligne intermédiaire entre une résection latérale
et une résection transversale en respectant toutefois à droite les nerfs
du 4e trou sacré et les ligaments sacro-sciatiques de ce côté.

Cette résection osseuse s'accompagne ordinairement d'une hémorrhagie abondante provenant des vaisseaux des os ; on ne peut les lier,
mais on arrête facilement le sang par la compression.

L'opération préliminaire terminée on a devant soi le rectum et on
peut se rendre compte directement du siège et des limites du cancer.

Trois cas peuvent se présenter : 1° Le cancer siège au niveau de l'anus
et s'étend sur la portion inférieure du rectum sans intéresser le
péritoine ; 2° Le cancer siège sur la partie moyenne du rectum, mais
n'atteint pas encore le péritoine, et la région anale est saine ; 3° Il
siège sur la portion intra-péritonéale du rectum, de sorte qu'on ne
ne peut l'enlever qu'en ouvrant la séreuse. Dans ce dernier cas l'anus
peut être sain ou non.

Dans le premier cas, on en est réduit à faire en quelque sorte l'amputation du rectum comme dans les anciennes méthodes. On continue l'opération en prolongeant l'incision sacrée de manière à circonscrire l'anus par une incision ovalaire. Le plus souvent l'opération se complique d'une dissection attentive qui consiste à séparer la tumeur de la vessie et de la prostate chez l'homme, de la cloison recto-vaginale chez la femme ; c'est là que résident les difficultés opératoires dans ce cas particulier, car souvent les adhérences avec la vessie sont si fortes qu'on ne la blesse que trop facilement ainsi que les vésicules séminales, c'est ce qui est arrivé à Weinlechner chez son malade : il réséqua une portion des parois vésicales.

Quand on a bien isolé la tumeur jusqu'au delà de ses limites, ce dont on doit s'assurer non par le toucher rectal, mais en explorant la plaie avec les doigts, on fait avec une lanière de gaze iodoformée une ligature sur le rectum au-dessus de la tumeur et on le sectionne transversalement entre la ligature et la tumeur. On peut arriver au même résultat en faisant comprimer par un aide la portion rectale située au-dessus de la tumeur. On introduit après la section un tampon de gaze iodoformée dans la lumière du rectum de façon à obturer le bout supérieur et éviter ainsi la contamination de la plaie par les matières fécales qui ont tendance à sortir incessamment par ce bout supérieur coupé. On entoure ensuite avec de la gaze iodoformée la portion rectale qui doit être extirpée, on la dégage comme dans la méthode de Lisfranc, en disséquant les parois rectales sur toute leur circonférence. Le bout supérieur est ensuite réuni à la peau de la région sacrée en cherchant à obtenir une réunion par première intention. On obtient alors un anus sacré. On tamponne le reste de la plaie avec la gaze iodoformée.

L'anus est sain et le cancer siège sur la portion moyenne du rectum sans intéresser le péritoine. Ce sont certainement là les cas le plus favorables à la méthode sacrée et dans lesquels on peut appliquer ce procédé dans toute sa rigueur. L'opération préliminaire est faite, l'hémorrhagie a été obtenue par la compression, on a sous les yeux le rectum et la tumeur. On commence par le dégager sur ses parties latérales tout en liant les vaisseaux au fur et à mesure qu'ils se présentent. On fait de même pour la face antérieure, ce qui presque toujours est le temps le plus délicat et le plus difficile de l'opération toujours à cause des adhérences qui peuvent le retenir en avant.

On y arrive au contraire très facilement quand cette paroi est libre. Le rectum est complètement dégagé, on lie l'intestin au-dessous de la tumeur avec une lanière de gaze iodoformée, on recouvre toute la plaie de lanières de gaze dont on se sert aussi pour tamponner toute la région anale du rectum après l'avoir préalablement lavée. Toutes ces précautions prises, on sectionne transversalement le rectum au-dessous de la ligature; alors même qu'il sortirait un peu de matières fécales du bout supérieur que contient la tumeur, ou du bout inférieur, elles ne souilleraient pas la plaie puisque cette dernière est protégée bien exactement par la gaze iodoformée. Suivant le besoin on dissèque la région de façon à dégager l'intestin de la loge où il est contenu pour arriver au delà des limites supérieures du cancer; s'il est nécessaire on exerce de légères tractions sur le rectum. Dans ces circonstances on est obligé de lier beaucoup de vaisseaux et quelquefois des vaisseaux très importants, entre autres les artères hémorrhoïdales moyennes et supérieures qui donnent beaucoup de sang, il est vrai qu'on peut en faire la ligature préventive et les sectionner ensuite entre deux catguts. La section des cordons celluleux qui les contient a déjà contribué pour une bonne part à mobiliser l'intestin, on en attire que plus facilement à soi le néoplasme pour le faire sortir de la plaie.

On lie de nouveau l'intestin comme précédemment au-dessus du cancer, on entoure de compresses antiseptiques toute la portion rectale située au-dessous de la ligature et on la sectionne transversalement entre la ligature et la tumeur. Si on n'a pas lié l'intestin au-dessus de la tumeur, on le fait comprimer par un aide et on introduit ensuite dans la lumière un tampon de gaze iodoformée. La portion de rectum contenant la tumeur ayant été réséquée, il reste à faire la suture des deux bouts de l'intestin pour rétablir la continuité du canal intestinal.

La suture peut être ou complète, les deux bouts de l'intestin sont rapprochés et réunis par une double ligne de sutures sur toute leur circonférence, ou incomplète, on ne les suture alors que dans les deux tiers antérieurs de leur circonférence; le tiers postérieur reste ouvert, il en résultera dans la suite un anus sacré.

Le cancer siège sur la portion intra-péritonéale du rectum, on ne peut songer à l'enlever qu'en ouvrant la séreuse plus ou moins largement suivant le volume et l'extension du néoplasme. L'opération se fera comme dans le cas précédent, elle n'en diffère que par l'ouverture du péritoine qui ne crée pas un danger de plus pour le malade, du moment où on observe le plus rigoureusement possible les règles de l'antisepsie. Elle présente même un avantage à l'opérateur puisqu'elle permet d'abaisser l'intestin autant que l'on veut et d'atteindre l'S iliaque lui-même.

Kraske avait déjà fait remarquer dans son second mémoire que l'extirpation d'une tumeur située dans des parties élevées du petit bassin est bien plus facile que quand elle se trouve au niveau du rectum dépourvu de mésentère. Il est clair toutefois que l'intestin ne suivra une traction que jusqu'à ce que les courbures de l'S iliaque soient redressées. Ce chirurgien recommande bien en outre de ne pas attirer trop l'intestin et de ne pas le faire avec trop de force si on ne veut pas risquer de produire la gangrène de la portion intestinale attirée en bas, comme l'a observé à plusieurs reprises Bardenheuer. Ce dernier prétend enlever des tumeurs très élevées en refoulant simplement le péritoine et sans l'ouvrir ; il affirme même s'être convaincu par des essais sur le cadavre qu'il est assez facile de rendre l'S iliaque extrapéritonéal. Kraske nie que cela soit possible et traite même assez sévèrement Bardenheuer à ce sujet. Nous citons textuellement ses paroles : « Tous ceux qui connaissent ce que les anatomistes désignent par S iliaque et qui ont pu voir une seule fois cette portion d'intestin sur le cadavre, doivent considérer comme impossible de détacher une portion intestinale pourvue de mésentère sans ouvrir le péritoine. Bardenheuer n'est pas très précis avec ses notions anatomiques : quand on constate la façon dont il emploie l'un pour l'autre les mots de côlon, rectum, S iliaque, quand il met en avant le mot côlon alors qu'il s'agit nettement du rectum dans sa pensée, et quand il attire le côlon jusqu'à l'anus où il l'y suture. Si l'on réfléchit sérieusement à ces différentes opérations, on reste convaincu que l'on ne doit pas prendre au sérieux sa communication sur les résections extra-péritonéales de l'S iliaque ». Kraske continue assez longtemps sur ce ton et termine en lui reprochant de tout arracher à l'aveugle et sans trop savoir ce qu'il fait ni ce qu'il enlève.

Il n'est donc pas étonnant que Bardenheuer ait observé la gangrène de l'intestin puisqu'il est arrivé à cet opérateur d'arracher l'artère mésentérique inférieure à sa naissance sur l'aorte.

Quoi qu'il en soit, la tumeur une fois enlevée Hochenegg conseille de

A.	4

suturer ensuite le péritoine, on verra plus loin que cette méthode n'est pas toujours suivie.

Dans le groupe des cancers élevés du rectum, c'est-à-dire situés sur sa portion intra-péritonéale, il peut se rencontrer des cas où l'anus est atteint. A la résection de la portion cancéreuse rectale on joindra l'amputation de la région anale, on établira ensuite un anus sacré qui correspondra à la brèche sacrée et qu'Hochenegg conseille de rejeter un peu à gauche. On ferme ensuite le reste de la plaie au-dessous de l'abouchement de l'intestin. Il est bon de drainer largement la plaie avec deux gros drains, l'un qui ressort par le périnée et le second le long de l'intestin. Tout le reste de la plaie est ensuite suturé de façon à bien rapprocher les tissus des fosses ischio-rectales. Le même auteur a remarqué que les bains de siège prolongés accélèrent singulièrement la cicatrisation. Aussi en fait-il prendre à ses malades dès le 8e jour.

Si au contraire l'anus est sain, après avoir réséqué la tumeur et suturé le feuillet pariétal du péritoine au feuillet viscéral, on pratique la suture des deux bouts de l'intestin complètement ou incomplètement avec anus sacré consécutif.

Il est bien évident que l'idéal dans la méthode sacrée doit être de faire la suture circulaire complète et d'obtenir la réunion par première intention. C'est le résultat que l'on doit chercher puisque de cette façon la continuité du canal intestinal est rétablie en huit à dix jours et que le malade voit la défécation s'accomplir comme s'il n'avait jamais eu de cancer, et comme si on ne lui avait jamais réséqué une portion d'intestin.

En France la malade de M. Routier en est un exemple bien frappant.

La portion d'intestin réséquée est de 0,10 à 15 c. en moyenne. Dans un cas. Obs. VII, Kraske réséqua 0,16 c. Hochenegg (Obs. X), fut obligé d'enlever 0,23 c. d'intestin.

Bardenheuer aurait réséqué des longueurs d'intestin variant entre 0,20 et 0,40 cent.

Pour faire la suture intestinale circulaire complète et pour assurer la réussite il faut prendre certaines précautions indispensables, éviter que l'intestin ne soit trop tendu, que le calibre ne soit pas trop rétréci par le retroussement dans l'intérieur des bords des deux bouts supérieur et inférieur du rectum, et enfin que pendant la suture rien ne vienne souiller les lèvres de la plaie. Pour éviter la tension de l'intestin, on dégagera suffisamment le bout supérieur ; si la tension existait encore après cette manœuvre, il ne faudrait pas hésiter à ouvrir la cavité péritonéale pour mobiliser plus complètement l'intestin et l'attirer en bas, dans le cas où elle n'aurait pas été préalablement ouverte. Pour que le calibre de l'intestin ne soit pas rétréci, on ne renversera en dedans les bords des bouts supérieur et inférieur que sur une étendue de 2 à 3 millimètres environ à angle droit, comme le conseille Lembert. Pour faire la suture intestinale complète on pourra donc employer soit la méthode de Lembert, soit celle de Czerny, cette dernière n'est d'ailleurs qu'une modification du procédé de Lembert et n'en diffère qu'en ce que la ligne de suture unique de Lembert est doublée dans le procédé de Czerny. On sait que les deux méthodes consistent tout simplement à retrousser en dedans les bords des deux bouts intestinaux supérieur et inférieur de façon à ce que les deux surfaces séreuses soient adossées l'une contre l'autre quand les deux bouts intestinaux sont recouverts de péritoine tous deux : on passe alors des fils de soie très fins ou de catgut fin à travers le repli formé par les deux parois intestinales retroussées et quand on serre les fils, les intestins sont accolés par leurs faces externes ou séreuses.

Il peut arriver que le bout inférieur soit dépourvu de séreuse s'il est trop rapproché de la région anale, le bout supérieur en étant seul pourvu. On doit adosser quand même les deux faces externes, et cette circonstance n'influe nullement sur la réunion ultérieure des deux segments, comme l'ont démontré Kraske dans son second mémoire et Hochenegg par ses diverses opérations. Les autres chirurgiens allemands n'ont pas hésité d'ailleurs à agir de la même façon. L'objection que faisait à ce sujet M. Després à la Société de chirurgie tombe donc d'elle-même. Enfin, comme le fait remarquer M. Routier, il faut procéder soigneusement à la suture intestinale, y mettre toute son attention, ne se servir que de catguts bien aseptiques, et rapprocher les points de suture.

Tout en faisant la suture complète Hochenegg recommande d'introduire par l'anus un gros drain très propre, à peu près du calibre de l'intestin, l'appliquer bien intimement contre les parois intestinales au niveau de la ligne des sutures. On continue la suture quand il est bien en place et qu'on est bien certain de sa bonne situation ; il permettrait aux matières fécales de s'écouler par le drain sans infecter la plaie et sans gêner le moins du monde la cicatrisation et la réunion des deux bouts. Le chirurgien allemand aurait vu chez ses malades (obs. I) les matières fécales s'écouler par le drain dès le 2ᵉ jour. On n'aurait pas à craindre de cette façon l'amas de matières fécales au-dessus de la ligne des sutures si du moins on a pu avant l'opération débarrasser le tube intestinal des bols fécaux anciens et durs. Pour Hochenegg c'est à cette excellente précaution qu'il aurait dû probablement ses 2 succès dans les 2 cas de suture circulaire complète de l'intestin qu'il a tentés (obs. I et II). Si on se reporte aux statistiques, on constate que la suture circulaire complète a été faite 12 fois, il y eut 6 résultats complets, 1 réunion partielle et 5 décès.

Les 6 succès se répartissent ainsi : 1 cas de Kraske (obs. I, 1ᵉʳ mémoire), 2 cas de Hochenegg, 2 cas (Schede) et 1 cas de Routier. La guérison partielle est 1 cas de Schede qui s'est accompagné de fistule persistante. Les 5 cas de mort appartiennent : 1 à Rinne (intoxication iodoformée), 1 à Weinlechner, 1 à Lauenstein et 2 à Kraske. Mais quoi qu'en dise Hochenegg, il ne faudrait peut-être pas trop mettre sa confiance dans ce procédé et, comme le font observer MM. Pozzi et Routier, le drain pourrait jouer le rôle de corps étranger au niveau de la ligne des sutures et être dangereux par sa présence. Enfin il n'est pas encore bien démontré qu'il puisse être suffisant à évacuer les matières fécales qui se présentent et servir à éviter les débâcles intestinales qui sont surtout à redouter dans les sutures circulaires complètes de l'intestin. En effet dans les 2 cas de mort où Kraske avait fait cette suture, la nuit même qui suivit l'opération et malgré l'administration de l'opium il se fit une telle poussée de matières fécales dans le bout supérieur de l'intestin que la ligne des sutures céda, le bout supérieur ainsi libéré se rétracta en haut derrière le tampon de gaze iodoformée introduit dans l'ouverture péritonéale qu'il bouchait, ce qui permit à l'intestin de se vider dans le péritoine. Dans ces cas la rupture intestinale se produit quand l'effort provoqué par l'amas des matières fécales amène la dilatation de la portion intestinale située immédiatement au-dessus de la ligne des sutures; le segment intestinal en se dilatant tend fatalement à remonter, ce dont on peut facilement se rendre compte quand on fait un nœud à un intestin qu'on remplit ensuite d'eau. Kraske ajoute que dans les deux cas il s'agissait de rétrécissements cancéreux très élevés qui avaient rendu la défécation très pénible et très difficile déjà depuis longtemps, et avaient empêché de passer une canule pour irriguer les parties de l'intestin situées au-dessus de la stricture. Cet accident fatal produisit sur ce chirurgien une telle impression qu'il renonça depuis à faire la suture circulaire complète.

Une fois la suture intestinale terminée, pour empêcher le bout supérieur de remonter, on pourrait le fixer par quelques points de sutures perdues au catgut à différents points de la plaie, tout en évitant de traverser avec les aiguilles toutes les tuniques de l'intestin, sinon il se ferait un écoulement de matières fécales qui pourrait compromettre tout le succès de l'opération. On ferme la plaie sacrée par des points de suture séparés, tout en laissant un petit orifice pour le passage d'un drain. Il pourrait en effet se faire que la suture cédât en un point et laissât échapper des matières, le drain éloigne donc tout danger d'infection. Le pansement sera fait avec l'iodoforme et la gaze iodoformée. On ne le renouvellera que quand il sera souillé ou quand la marche de la température indiquera une complication.

Hochenegg conseille de donner pendant deux jours de l'opium, et le 3e jour de l'huile de ricin.

D'après la statistique fournie précédemment à propos de la suture circulaire complète, on a pu juger de la mortalité qui est considérable. Le grand danger consiste dans la poussée des matières fécales qui se tassent dans l'intestin et le font céder au niveau de la ligne des sutures ; quand celles-ci ne peuvent plus résister à l'effort trop considérable qu'elles déploient, leur irruption dans la cavité péritonéale s'accompagne fatalement de péritonite suraiguë.

La réunion par 1re intention de la suture circulaire complète serait encore facilitée si on établissait un anus artificiel qui dériverait momentanément le cours des matières surtout dans le cas où le rétrécissement cancéreux serait trop élevé pour pouvoir permettre le lavage des portions de l'intestin situées au-dessus du cancer. Cette pratique est celle de Schede de Hambourg (3 cas cités plus haut) et rallierait beaucoup de chirurgiens, même en France.

Kraske se servait d'un autre moyen pour éviter les dangers de la suture circulaire complète. Il fendait dès le début l'anus et le sphincter en arrière, laissait cette plaie béante qui permettait aux matières fécales de sortir librement. La plaie se cicatrisait dans la suite par granulation, ou bien était obturée quelques jours après par un avivement et une suture. On peut douter à juste raison que ce moyen puisse réussir et prévenir l'amas des matières au-dessus des sutures intestinales.

Après guérison de la suture rectale et de la plaie sacrée, ce chirurgien procède à la fermeture de l'anus artificiel.

Si on ne veut pas faire la colotomie, si le rétrécissement cancéreux ne permet pas le lavage de l'intestin, on peut recourir à la suture incomplète. C'est à cette dernière modification qu'a eu recours Kraske et après lui Hochenegg ; sur 7 cas cités par le second, il y a eu 6 guérisons. Sur les 3 cas de Kraske il y eut 2 succès et 1 décès le lendemain même de l'opération, de péritonite stercorale. Dans ces cas la suture ne se pratique que sur la portion antérieure de la circonférence de l'intestin, la portion postérieure est ouverte pour laisser passer les matières fécales. Les bouts supérieur et inférieur du rectum se rétractent en haut et en bas dans la portion non suturée, c'est-à-dire en arrière et limitent de la sorte une fente correspondant à la plaie sacrée qui n'est pas suturée à ce niveau. Le reste de la plaie est réuni à ses deux extrémités par quelques points de suture. Il est même tout à fait indiqué dans la suite de fixer à la plaie, par quelques points de suture lâches, les lèvres de la fente intestinale, ce qui empêche l'intestin de se rétracter davantage. On a dans la suite ce qu'on désigne sous le nom d'anus artificiel sacré.

Pendant que les matières fécales s'écoulent par cet anus sacré, il faut passer de temps en temps des bougies dans la portion anale du rectum, de façon à éviter son rétrécissement et obturer dans les intervalles de la défécation l'anus sacré avec un tampon de gaze approprié pour qu'il ne se produise pas par la fente rectale artificielle un prolapsus trop considérable de l'intestin.

Dès que la suture intestinale antérieure et la plaie sacrée sont cicatrisées, il faut penser à rétablir les conditions normales de la défécation, en fermant la fente intestinale correspondant à la plaie extérieure sacrée. On y arrive par une opération autoplastique qu'on est obligé quelquefois de répéter.

On n'y arrive généralement pas du premier coup. Mais auparavant dans ces cas d'anus sacré, il se forme le plus souvent sur la paroi antérieure, au niveau de la ligne de suture, un éperon transversal qui proémine dans la lumière de l'intestin. Il est dû à ce que la plaie sacrée est très grande, et quand elle est comblée, la rétraction cicatricielle qui en résulte attire en arrière l'intestin. On peut l'empêcher de trop se développer en le fendant à plusieurs reprises longitudinalement avec le thermocautère. On peut s'éviter ainsi l'ennui d'avoir à l'opérer dans la suite, et il ne gêne nullement les opérations autoplastiques qu'on doit pratiquer si l'on veut fermer l'anus contre nature. Voici d'ailleurs comment Kraske a opéré dans le 1er cas relaté dans l'obs. IV (2e mémoire). Après avoir vidé l'intestin et administré de l'opium, de façon à obtenir la constipation pendant quelques jours, il prend un lambeau sur chaque fesse, l'un est suturé à l'orifice avivé de l'anus artificiel, la face épidermique étant tournée vers la lumière du rectum, l'autre recouvre purement et simplement la face cruentée du premier lambeau.

Le plus souvent, à la suite de cette opération autoplastique, il reste une fistulette aux deux angles, en haut et en bas, surtout à l'angle supérieur où le bord de l'anus artificiel reste adhérent à l'os ; on éprouve quelques difficultés à la fermer dans la suite.

Dans la description du manuel opératoire, on a vu que la méthode sacrée appliquée au traitement des cancers du rectum s'accompagnait dans certains cas d'anus sacré. Cet anus sacré n'est que momentané dans les cas de cancers n'intéressant pas la région anale, alors qu'on n'a pas osé faire la suture circulaire complète des 2 bouts intestinaux. Cet anus sacré est au contraire permanent dans tous les cas où le cancer atteint l'anus et le sphincter.

On comprend assez cette indication de la création d'un anus sacré, puisque l'opération de Kraske ayant le plus généralement pour résultat la conservation de l'anus et de son sphincter, cette méthode manque fatalement son but quand cette région est atteinte par le cancer, c'est-à-dire dans tous les cas où on s'est vu obligé de pratiquer l'amputation de la région anale.

Quoi qu'il en soit, l'anus sacré présente de notables avantages sur les anus contre nature placés en d'autres régions. Fixé sur le sacrum il repose sur une base de sustentation osseuse qui rend absolument impossible le rétrécissement cicatriciel ; de plus, il peut être obturé plus facilement que les autres par une pelote appropriée qui, portée de bonne heure, contribuera beaucoup à empêcher la formation d'un prolapsus de la muqueuse intestinale. La comparaison de ces différents anus entre eux est donc tout entièrement à l'avantage de l'anus sacré. L'anus iliaque est difficile à obturer, susceptible de se rétrécir, très incommode pour le malade à cause de la position bizarre qu'il doit prendre dans la défécation.

MODIFICATIONS DU MANUEL OPÉRATOIRE

Chaque chirurgien en adoptant la méthode n'a pu résister au désir d'y apporter soit une modification, soit un perfectionnement.

Parmi les modifications quelques-unes sont importantes, d'autres sont insignifiantes ; dans la description du manuel opératoire nous en avons déjà cité quelques-unes, et nous nous sommes étendu plus longuement sur d'autres, nous ne ferons donc que signaler ces derdières sans nous y appesantir.

Pour mettre un peu d'ordre dans cette étude nous les signalerons au fur et à mesure qu'elles se présenteront dans le cours de l'opération.

Dans l'opération préliminaire, on a vu que Kraske faisait coucuer son malade sur le côté droit pour le faire mettre ensuite dans la position de la taille quand il en arrivait à l'opération fondamentale. Il est imité en cela par Bardenheuer. Nous avons donné plus haut les raisons pour lesquelles Hochenegg a adopté la position sur le côté gauche qu'il fait garder à son malade pendant toute la durée de l'opération, d'une façon générale la plupart des chirurgiens font coucher leur malade sur le côté droit.

L'incision varie aussi suivant les chirurgiens. Kraske fait une incision droite. Hochenegg une incision courbe, Bœckel, ayant couché son malade sur le côté opposé à l'opération, commence son incision aux environs de l'épine iliaque postéro-inférieure et la dirige par une courbure vers la ligne médiane du sacrum qu'elle croise à la partie inférieure pour se terminer au bord opposé du coccyx. M. Schwartz dans l'observation qu'il a eu l'obligeance de nous communiquer, donne ainsi la description de l'incision qu'il a adoptée pour cette opération : une incision est pratiquée au niveau d'une ligne transversale passant à l'union de la dernière pièce du sacrum avec le coccyx. Cette incision se relève à droite et à gauche de façon à décrire une courbe à concavité supérieure, le coccyx figurant la perpendiculaire abaissée du milieu de cette courbe. On délimite de cette façon un grand lambeau d'une largeur de 0,10 cent. environ et d'une hauteur de 0,04 cent. On relève en haut ce lambeau. Cette incision se rapproche assez de celle que certains chirurgiens ont adoptée pour faire des résections osseuses temporales.

Enfin Em. Zuckerkandl, Wölfler, Ulmann et les partisans de la méthode parasacrée pratiquent leur incision non plus sur la ligne médiane, mais suivant le bord gauche du sacrum et du coccyx. C'est l'incision parasacrée ; ils ne touchent pas aux os et prétendent arriver de cette façon à enlever des cancers du rectum même élevés. L'opération faite de cette façon est certainement bien moins mutilante, mais les avantages de cette méthode ne sont pas encore bien prouvés, ces chirurgiens ne s'en étant tenus qu'à des essais sur le cadavre. L'incision de Em. Zuckerkandl part en haut de la tubérosité iliaque pour se terminer en bas à égale distance de l'anus et de l'ischion. On peut même la prolonger plus loin jusque vers la vulve.

Celle de Wölfler, au contraire, ne commence qu'au niveau de l'interligne articulaire du sacrum et du coccyx.

Kraske résèque la portion latérale de l'aile gauche du sacrum. Bardenheuer fait la résection transversale complète du sacrum au-dessous des troisièmes trous sacrés. Roux adopte la manière de faire de ce dernier, mais pour réappliquer ensuite l'os réséqué. Hochenegg résèque suivant une ligne intermédiaire entre une résection latérale et une résection transversale, c'est une sorte de résection oblique. Les autres chirurgiens suivent presque tous à ce sujet les indications de Kraske et de Hochenegg, et n'enlèvent de l'os que ce qui est strictement nécessaire pour arriver à enlever le rectum cancéreux. Toutes ces résections se font le plus généralement au-dessous du troisième trou sacré, qu'elles soient latérales, obliques ou transverseles. Il est certains cas, par exemple celui de Schede, où l'on est obligé de faire porter la section au-dessus de ce troisième trou.

On a remarqué que, dans certains cas, tout en ayant respecté l'anus et le sphincter externe, les fonctions de la défécation ne s'accomplissaient pas très bien et qu'il y avait de l'incontinence des matières fécales. On en est réduit à admettre pour expliquer ces cas qu'on a sacrifié trop de nerfs, ou trop de faisceaux musculaires du sphincter externe.

Il est probable que dans ces cas la mutilation a été trop considérable. Pour remédier à cette complication, Heinecke d'abord en 1888,

Lœvy ensuite proposèrent les résections temporaires des os. On conservait de cette façon le sacrum et le coccyx dans leur totalité avec la peau qui les recouvrait, et conséquemment les insertions musculaires du sphincter externe à ce niveau. Déjà, avant l'introduction de la méthode sacrée en Allemagne, Hueter et plus tard Buch avaient atteint le même but par une voie différente. Ils taillaient autour de l'anus un grand lambeau qui restait adhérent en avant et comprenait tout le sphincter; ils sectionnaient transversalement le rectum au-dessous de la tumeur, isolaient le cancer et dès qu'ils étaient arrivés à la portion saine de l'intestin au-dessus du néoplasme, faisaient la résection et suturaient les deux bouts de l'intestin. Le lambeau cutané renfermant le sphincter était ensuite remis en place.

Heinecke sectionne le coccyx longitudinalement et le sacrum obliquement, il rabat latéralement les portions osseuses détachées. Son procédé est très compliqué et sa description complète nous mènerait trop loin, il ne l'a d'ailleurs jamais exécuté dans sa totalité.

Ce n'est pas seulement la préoccupation de conserver le bon fonctionnement du sphincter qui a poussé ce chirurgien à faire la résection temporaire, mais encore le souci de ne pas nuire à la solidité du plancher pelvien. Nous ne pouvons que citer le cas de Lihotzky déjà mentionné plus haut pour montrer que ses craintes n'étaient pas justifiées. Enfin Heinecke n'hésite pas à sectionner l'anus et le sphincter par une rectotomie postérieure, il fait un anus sacré d'emblée.

Lœwy taille un lambeau quadrilatère ostéo-cutané comprenant la peau, les muscles, la région fessière ainsi que le coccyx et la partie inférieure du sacrum. Le lambeau est rabattu en bas, et le jour ainsi obtenu serait suffisant pour l'opération. Ce procédé n'a été pratiqué que sur le cadavre, sa valeur ne pourra donc être reconnue qu'ultérieurement.

Wiedow taille un lambeau quadrilatère comme celui de Lœvy, mais il le rabat en haut; il pratiqua cette incision non pas pour le rectum, mais pour un utérus cancéreux. Il en est de même de Hegar. D'ailleurs presque toutes ces modifications opératoires étaient conçues en vue de pénétrer dans le petit bassin de la femme soit pour des abcès pelviens, soit pour extirper les organes génitaux internes.

Roux de Lausanne (1) dans un mémoire intitulé : De l'accès aux or-

(1) *Separatabdruck aus dem correspondanz Blatt für Schweiz Aerzte*. Iahrg. XIX, 1889.

ganes pelviens par la voie sacrée, a publié 4 observations, 2 de cancers du rectum, 2 de cancers de l'utérus enlevés par la méthode sacrée. Il pratique la résection temporaire du sacrum et du coccyx, mais il rejette le lambeau ostéo-cutané à gauche. Il rabat donc latéralement à la façon d'une fenêtre qu'on ouvre et réapplique le lambeau une fois opération terminée. Dans le 1er cas il s'agit d'une femme ayant un cancer du rectum élevé, il ouvre le péritoine qu'il suture ensuite, il pratique la suture circulaire complète qui réussit très bien avec persistance d'une fistule, dans ce cas l'os suturé est solide mais un peu dévié. Dans la 2e observation, il s'agit d'un cancer de la portion intra-péritonéale du rectum chez un homme de 60 ans. Même manuel opératoire que précédemment. l'os suturé est un peu mobile, et il reste aussi une fistule qui se cicatrise 2 mois après. La 3e observation a trait à un cancer de l'utérus ; le sacrum réséqué temporairement est parfaitement consolidé. Enfin dans la 4e observation il s'agit aussi d'un cancer utérin les os réséqués, mobiles les premiers jours, se consolident dans la suite.

Ce qui étonne avec raison dans ces différents procédés c'est de voir quelques chirurgiens allemands ne tenir aucun compte de la conservation du sphincter, ils se servent d'une méthode dont le plus grand avantage est de conserver cette région précieuse, et ils la fendent en arrière (Kraske, Heinecke, etc.) sans s'en préoccuper davantage.

Dans l'opération fondamentale, les modifications sont encore plus nombreuses, mais, sauf en ce qui concerne la suture intestinale et du péritoine, elles sont de peu d'importance. On se rappellera que la manière d'opérer variera suivant le siège, le volume et les adhérences de la tumeur cancéreuse. Chaque chirurgien se comporte de la façon qui lui est particulière devant les difficultés opératoires qui surgissent dans ce temps quelquefois très délicat de l'opération ; s'il s'agit d'une question de détail, on pourra cependant se guider d'après tel ou tel procédé. Par exemple on est obligé d'ouvrir le péritoine dans la plupart des cas, les uns estiment qu'il est inutile de le fermer par des sutures. Kraske prétend que l'ouverture péritonéale se ferme spontanément et en peu de jours. Heinecke dit de même. Hochenegg suture les deux feuillets pour fermer la séreuse. Rinne repousse le drainage péritonéal et prétend que l'intestin seul est capable de boucher complètement et sans sutures le trou fait dans le péritoine. Mais si l'on veut se rendre un compte exact des avantages ou des désavantages de la suture péritonéale, on doit consulter la statistique publiée par Stierlin, assistant de la clinique chirurgicale de Zurich (1). Sur 26 sutures du péritoine pratiquées dans des cas d'extirpation de cancers du rectum, soit d'après la méthode sacrée, soit d'après d'autres méthodes, par Berns, Fischer, Henck, Hochenegg et Kroenlein, il y eut 20 guérisons et 6 décès. Sur 26 drainages du péritoine sans sutures, faits par Berns, Henck, Kirschoff, Kraske et Voigt (Genzmer), il y eut 16 guérisons et 10 décès. Il résulte de ces chiffres que la suture est préférable puisqu'elle s'accompagne de moins de décès. Nous avons vu plus haut que Roux pratiquait aussi la suture du péritoine. Sur 4 opérations, il eut 4 succès. M. Routier en France dans son opération suivie de succès, sutura aussi par un fin surjet de catgut le péritoine pariétal du cul-de-sac ouvert au feuillet viscéral de l'intestin descendu. Une fois la suture faite on termine en effet l'opération tout à fait en dehors du péritoine.

Bardenheuer, à ce qu'il rapporte, n'ouvre pas le péritoine, il se contente de le repousser le long de l'intestin. On a vu plus haut ce qu'en pensaient les autres chirurgiens allemands.

Quand il s'agit de faire la section de l'intestin et de réséquer la portion cancéreuse, les uns font comprimer les bouts de l'intestin par les doigts d'un aide, d'autres appliquent des ligatures sur l'intestin avec des lanières de gaze iodoformée, chacun a sa pratique pour ces détails. Il n'en est pas de même de la section verticale de l'intestin que pratiquent certains chirurgiens. Kraske le fait indifféremment, aucune règle ne le guide. Schede et Hochenegg ne fendent l'intestin au-dessous de la tumeur que très rarement. Heinecke le fend de parti pris et fait d'emblée une sorte de rectotomie postérieure; la section du sphincter et de la partie inférieure du rectum jusqu'au cancer constitue même son premier temps de l'opération, ce qui surprend assez. On en est réduit à fendre l'intestin le plus souvent quand on fait l'amputation du rectum alors que la région anale est atteinte par le cancer, puisque la conséquence de la méthode sacrée dans ces cas est la création d'un anus sacré.

Cette section verticale est surtout pratiquée dans les cas où on ne peut pas faire la résection de la tumeur cancéreuse pour différentes

____

(1) *Beiträge zur klin. chir.* von P. Bruns, Czerny, Kroenlein und Socin, t. V, fasc. 3, Tubingen, 1889.

raisons, c'est ce qu'a fait M. Pozzi dans le cas qu'il a rapporté au congrès.

En France, M. Terrier fait régulièrement cette incision verticale du rectum pour arriver au cancer, et s'il est nécessaire pratique l'ablation du coccyx, mais il ferme immédiatement la plaie sacrée en arrière et suture le sphincter quand il a enlevé la portion cancéreuse de l'intestin (c'est une rectotomie postérieure suivie de la résection éventuelle du coccyx), comme le dit M. Routier le succès de l'opération ne tient qu'à un fil.

Nous n'avons pas à revenir ici sur les sutures de l'intestin qu'on peut faire complètement ou incomplètement. Chaque chirurgien adopte le genre de suture intestinale qui lui convient le mieux. M. Chaput au congrès français de chirurgie de 1889 a fait connaître pour les sutures intestinales un procédé que M. Pozzi appliqua chez la malade qui fait l'objet de l'obs. II.

Kraske fit d'abord la suture circulaire complète. Il y renonça dans la suite à cause des décès qu'il observa. Rinne et Weinlechner n'eurent pas de meilleurs résultats en pratiquant cette suture. Hochenegg au contraire, eut 2 succès complets dans les deux cas où il sutura complètement les deux segments intestinaux. Schede apporta plus qu'une modification, pour être certain de réussir et sauvegarder sa réunion intestinale il eut l'idée de dériver momentanément le cours des matières fécales et créa préventivement un anus artificiel inguinal. Il recourut 2 fois à ce moyen, et eut 2 succès. On ne peut nier qu'on fait courir au malade les risques de deux opérations consécutives, mais comme nous l'avons dit plus haut, et comme le fait remarquer avec juste raison M. Schwartz, cet anus inguinal peut servir en outre à reconnaître directement si la tumeur cancéreuse n'est pas trop volumineuse et trop adhérente, en un mot si elle est opérable.

Pour éviter à une grande partie des malades atteints de cancer du rectum inopérables les conséquences fâcheuses de la colotomie, Ullmann propose la formation d'une anastomose entre la portion intestinale située au-dessus de la tumeur et celle située immédiatement au-dessous, c'est ce qu'il appelle la colorectostomie, opération qu'il pratique quand il a reconnu que l'ablation totale de la tumeur est impossible. Il laisse le néoplasme et obvie aux conséquences d'une obstruction intestinale, sans faire d'anus contre nature.

ACCIDENTS DE L'OPÉRATION

Cette extirpation radicale des cancers du rectum n'est pas sans dangers pour le malade. L'examen des statistiques publiées en Allemagne sur cette opération montre que la mortalité s'élève à 20 0/0 des cas opérés.

Dans les amputations du rectum ce qu'on redoutait surtout, c'était l'ouverture du péritoine, souvent suivie de péritonite, et les adhér·nces du néoplasme en avant avec la vessie et la prostate. Actuellement, d'après ce qui précède, on a vu qu'on ouvrait délibérément la séreuse sans qu'on ait observé plus de péritonites. On peut éviter cet accident en empêchant surtout le contact des matières fécales avec la plaie pendant l'opération. Il peut se faire que l'on ouvre la vessie; il faut immédiatement pratiquer la suture des parois. L'ouverture de ce réservoir ne s'accompagne pas fatalement d'accidents; elle est le plus souvent inoffensive; Weinlechner dans son cas rapporte qu'il dut réséquer une portion assez large des parois vésicales. Le malade fut emporté en 42 heures par de la septicémie aiguë.

Bardenheuer dans un cas arracha l'artère mésentérique inférieure à sa naissance sur l'aorte. Son malade mourut sur la table d'opération d'une hémorrhagie rétro-péritonéale formidable. Ce chirurgien expliqua cet accident par une inflammation périrectale qui se serait propagée jusqu'à l'artère mésentérique, et par ce fait que les vaisseaux qui se trouvent dans les tissus enflammés sont friables et se laissent déchirer plus facilement. Kraske à ce propos se demande comment cette infiltration inflammatoire limitée au tissu périrectal a pu se propager jusqu'à la naissance de l'artère sur l'aorte.

Les complications propres à la méthode sacrée peuvent se produire dans les quelques jours qui suivent l'opération ou bien plus tard. On peut donc les grouper en accidents immédiats et accidents tardifs.

L'accident le plus terrible est la rupture de la ligne des sutures intestinales, dans les cas où on a pratiqué la suture circulaire complète des deux segments du rectum. Il s'accompagne fatalement d'une péritonite suraiguë toujours mortelle due à la rétraction du bout supérieur dans la cavité péritonéale où il déverse les matières fécales. Kraske et Hochenegg désignent cette péritonite sous le nom de péritonite stercorale. La débâcle intestinale qui amène cette suture peut se produire la nuit même qui suit l'opération. Nous avons indiqué plus haut, les précautions à prendre en vue de cette complication.

Sans qu'il se soit fait une irruption de matières fécales dans la cavité séreuse, on peut voir se déclarer quelques jours après l'opération une péritonite attribuable soit à des fautes d'antisepsie quand le péritoine était ouvert, soit à des dégâts provoqués par des tractions trop violentes, exercées sur le bout supérieur du rectum. Dans la 2e observation de Bœckel (*Gaz. médic.* de Strasbourg) la malade est morte de péritonite septique. L'ouverture du péritoine avait été trop large pour pouvoir être suturée.

Le malade peut être épuisé, cachectique et ne plus avoir la force de résistance nécessaire pour résister au choc opératoire et à la faiblesse causée par les hémorrhagies. Il meurt dans la stupeur de choc opératoire, sans signes de péritonite et sans élévation de température. Ce fait s'observe surtout chez les vieillards alcooliques. Un malade de Bœckel mourut dans le marasme au bout de 5 semaines avec des plaques gangreneuses sur le sacrum sur chacun des trochanters et sur les épines iliaques. Il s'agissait d'un alcoolique.

Il n'y a guère que Bardenhouer qui ait observé la gangrène de la portion rectale attirée au dehors. Kraske attribue cette complication aux tractions trop violentes exercées par ce chirurgien. Arrachant les vaisseaux, il privait par conséquent l'intestin de ses moyens de nutrition.

Rinne a perdu son malade d'intoxication iodoformée 4 jours après l'opération. Il faut donc se rappeler ce fait, d'autant plus qu'il serait assez fréquent et pourrait facilement passer inaperçu. On devra tenir compte de la susceptibilité particulière de chacun de ses malades, de l'état de ses reins et de son âge.

Il n'est pas rare d'observer après l'opération une rétention d'urine qui dure quelques jours, pendant lesquels on est obligé de sonder les malades. Dans un cas de Bœckel, la rétention nécessita le cathétérisme 3 jours, une autre fois 15 jours au moins (obs. III. *Bullet. médic.*). Ce dernier malade avait d'abord uriné spontanément les deux premiers jours. Comme le fait remarquer avec juste raison ce chirurgien, c'est un accident banal qu'on rencontre toutes les fois qu'on opère dans la région périnéale, qu'il s'agisse d'ablation d'hémorrhoïdes, d'opération de fistule à l'anus, ou même de dilatation simple de l'anus. Jamais on n'a observé de troubles vésicaux persistants qu'on pourrait rattacher à la section de filets nerveux allant au plexus hypogastrique et à la vessie. On ne peut donc incriminer dans ce sens la résection du sacrum.

Nous avons déjà parlé de la septicémie aiguë qui enleva le malade de Weinlechner à la suite d'une suture vésicale. Le même accident est arrivé à Lauenstein dont le malade mourut au bout de 2 semaines et à Kirschoff dans un cas. Nous devons signaler encore comme accidents de ce genre le phlegmon sous-péritonéal et la pelvi-cellulite (Bardenheuer, Schwartz).

Enfin Bœckel (obs. III) eut l'occasion d'observer une complication assez rare, une orchite aiguë qui éclata 24 jours après l'opération et du côté où il avait sectionné le canal déférent.

On peut déjà dans le courant de la première semaine constater la présence d'une fistule stercorale quand la suture a cédé en un point. Cet accident se traduit par l'écoulement de matières ou par la sortie des gaz. Il est sans importance le plus souvent, car la fistule peut se fermer spontanément dans les mois qui suivent l'opération. C'est ce qui s'est produit chez quelques malades de Kraske, de Hochenegg, de Roux, et de M. Routier, sinon, on y supplée par une ou plusieurs opérations autoplastiques ultérieures. Cette complication peut donc être rangée aussi bien parmi les accidents tardifs que parmi les accidents immédiats.

De ces accidents tardifs, le plus désagréable et à coup sûr le plus grave est sans contredit le mauvais fonctionnement du sphincter externe qui ne retient pas dans certains cas les matières liquides, et ce fait frappe d'autant plus qu'on a respecté la région sphinctérienne. C'est d'ailleurs un des plus grands reproches qu'on ait faits à la méthode. Nous avons déjà mentionné les raisons qu'on a invoquées pour expliquer cette incontinence et la façon dont on a essayé d'y remédier par les résections temporaires. Les partisans de la méthode prétendent que cette incontinence n'est que momentanée, et qu'au bout de quelque temps tout rentre dans l'ordre. Hildebrand (1), assistant de Kœnig, prétend qu'il n'existerait aucun cas où le sphincter aurait. repris ses fonctions normales et que les malades ont continuellement été sujets à cette incontinence, même dans les extirpations de cancers avec conservation de la région sphinctérienne. Il y a là certainement une exagération. Quant à nier cette incontinence à la suite de la méthode sacrée, on ne peut le faire car elle a été notée par plusieurs chirurgiens autres que Hildebrand et Kœnig. Kuester (2) fit 9 résections du rectum pour cancer par la voie sacrée, il eut en somme 9 succès immédiats et 6 succès définitifs, en effet un malade mourut au bout de 4 semaines d'une pneumonie, le second, 11 semaines après d'un phlegmon de la région et le troisième a été emporté par une récidive. Sur les 6 autres opérés un seul présenta un peu d'incontinence des matières. Kuester fit dans tous ses cas la suture circulaire complète, mais tandis que la suture résistait toujours sur la paroi antérieure, elle cédait sur la paroi postérieure. Von Bergmann attribue les excellents résultats obtenus par Kuester au point de vue des fonctions sphinctériennes uniquement à la conservation de la peau de toute la région anale qui permet aux opérés de sentir le besoin de la défécation.

En résumé, pour ce qui concerne le bon fonctionnement du sphincter après l'extirpation du rectum par la voie sacrée, nous ne pouvons guère nous rapporter qu'aux mémoires étrangers, car en France cette opération n'a pas encore été assez pratiquée pour permettre d'observer de nombreux cas et se faire une opinion sur cette question. Toutefois l'observation de M. Routier serait un fait assez concluant en faveur de la conservation des fonctions du sphincter.

Nous avons signalé plus haut les éperons transversaux qui tendent à se former dans les cas d'anus sacrés. Kraske les traite immédiatement dès qu'ils se forment par des applications de pointes de feu linéaires.

Les anus artificiels que l'on crée par cette opération peuvent être considérés comme des complications. Si on les établit pour dériver

(1) *Deutsche Zeitschr. für. Chir.*, XXXVII°, s. 329-370. Zur statistick des Rectums' Carcin.

(2) Ueber resectio recti. KUESTER, von BERGMANN, in *Berlin. Klin. Wochensch.*, n° 9, p. 193, 4 mars 1889.

momentanément les matières fécales dans les cas de suture circulaire complète, comme le recommande Schede, on peut les fermer dans le courant du mois qui suit l'opération. S'il s'agit au contraire des anus sacrés qui résultent de la suture intestinale incomplète, on les oblitère dès que la plaie péritonéale est fermée, dans ce but on peut recourir soit au procédé de Kraske, soit à celui de Bœckel. Nous avons déjà signalé le premier, il nous reste à décrire la façon dont s'y prend le chirurgien de Strasbourg pour arriver au même résultat. Au lieu de tailler deux lambeaux, il n'en fait qu'un seul, voici d'ailleurs comment il s'exprime à ce sujet dans le *Bulletin médical* du 4 décembre 1889 : « Je passai à l'autoplastie en disséquant le bout supérieur du rectum jusqu'à ce qu'il se laissât rapprocher sans effort du bout supérieur comme une capote de voiture qu'on abaisse... Je pratiquai sur la fesse du côté opéré une longue incision parallèle à la plaie opératoire et à 0.07 centim. en dehors. Le pont de peau ainsi dessiné du muscle fessier et suturé à l'autre lèvre de la plaie adhérente à la ligne médiane du sacrum, un pansement compressif appliqua les téguments contre le rectum en comblant l'hiatus du sacrum, et toute menace de fistule était évitée puisque nulle part la suture intestinale ne correspondait à celle de la peau. Le procédé que je décris m'a parfaitement réussi et je vais l'appliquer prochainement à mon troisième opéré. Selon les circonstances il faudra savoir le modifier, mais en aucun cas je ne chercherais à combler l'ouverture intestinale par un double lambeau comme Kraske l'a tenté sans aucun succès définitif.

Une des conséquences de l'anus sacré est le prolapsus de la muqueuse rectale, prolapsus qui se produit dans tous les cas d'anus contre nature. On ne peut guère y remédier que par des pelotes appropriées malgré lesquelles le prolapsus devient quelquefois énorme, ce qui arriva à Bœckel.

Hochenegg conseille à ce sujet une pelote spéciale dont il donne la description dans son mémoire.

STATISTIQUE. — AVANTAGES DE LA MÉTHODE

Pour terminer ce travail, il nous reste à donner un aperçu statistique des cas opérés par la voie sacrée, et à établir un parallèle entre les résultats obtenus par ce procédé et ceux qu'ont donnés les autres méthodes, quoique en résumé, les cas soient tout à fait différents. En effet, avec la méthode d'amputation du rectum on n'opère que des cas simples, tandis que la résection s'adresse à des cas bien plus complexes.

Dès le début l'amputation du rectum s'accompagnait d'une mortalité considérable, ce qui d'ailleurs la fit tomber dans le discrédit. En effet sur 9 opérés Velpeau en perdit 3, c'était une mortalité de 33 0/0 environ. Franks (in *Dublin Journ. of med. sc.*, t. LXXXIII) établissait que les anciens chirurgiens avaient une mortalité de 30 0/0, avec la statistique de Gross, elle tombe à 20 0/0, avec Cripps à 17 0/0. En 1888, au 17° congrès des chirurgiens allemands (*Centr. f. Chir.*, n° 24, p. 18), Kœnig donne les résultats de 60 opérations de cancer. Il fit 16 fois l'amputation de l'anus et du rectum, sa mortalité pour les amputations fut de 10 0/0. Hildebrand, assistant de Kœnig, d'après 54 cas observés évalue la mortalité à 20 0/0 environ (*Deutsche Zeitsch. f. Chir.*, 27° vol. p. 329-370). Plus récemment Czerny sur 25 opérés n'eut qu'un seul décès, et Kuester et von Bergmann (*loc. cit.*) ont fait 7 amputations d'après la méthode de Lisfranc avec 7 succès.

Si on se reporte aux statistiques concernant la méthode sacrée, on peut réunir 40 observations recueillies par Stierlin, et 9 opérations faites par Kuester. Dans ces 9 résections faites d'après la méthode de Kraske, il y eut 2 décès, l'un au bout de 4 semaines d'une pneumonie, l'autre au bout de 11 semaines des suites d'un phlegmon. D'un autre côté Ruox (de Lausanne) la pratiqua 2 fois pour rectums cancéreux avec 2 succès. En réunissant ces 11 derniers cas. On se trouve en présence d'une mortalité d'un peu moins de 20 0/0. C'est aussi d'ailleurs le chiffre auquel arrive Stierlin, assistant de Krœnlein, après avoir examiné les 40 cas qu'il a réunis. Ces 40 cas peuvent se répartir ainsi : Kraske 10, avec 4 décès (obs. III, VI, VI, VIII; Hochenegg 12, 12 guérisons; Rinne 1 cas, 1 décès; Schede 3 cas, 3 succès; Lauenstein 1 cas, 1 décès; Kirschoff 3 cas, 1 décès; Berns et Koch chacun 3 guérisons; Weinlechner 1 cas, 1 décès; enfin Albert 3 cas, 3 succès. A cette nomenclature on doit ajouter l'observation avec guérison de Krœnlein que cite Stierlin dans son travail. On compte 8 décès.

Il résulte de ces différentes statistiques que la mortalité dans les amputations du rectum peut être à peu près nulle comme dans les cas de Kuester et de Czerny, et que le plus souvent elle oscille entre 15 et 20 0/0 (Hildebrand). C'est le même résultat auquel on arrive avec l'extirpation du rectum par la voie sacrée, et cependant comme nous l'avons déjà fait remarquer, les cas ne sont pas à comparer.

On pourrait à la rigueur tenir compte des observations de Bardenheuer que Hochenegg récuse comme n'étant pas assez détaillées. Sur 13 malades opérés par ce chirurgien, il n'y eut que 2 décès, il porte sa mortalité à 10 0/0 et même 5 0/0 pour les cas simples, c'est-à-dire sans ouverture de la vessie, par exemple.

Avec Hochenegg nous ferons remarquer que le taux de 20 0/0 ne correspond pas à la mortalité qui doit revenir à la méthode sacrée, car plusieurs de ces morts sont attribuables à des complications; dans le cas de Weinlechner il y a eu ouverture de la vessie et résection d'une portion vésicale assez étendue; dans le cas de Kirschoff (Schönborn) on dut réséquer au cours de l'opération une anse d'intestin grêle adhérente à la tumeur cancéreuse, et de plus on opérait sur un malade très affaibli, le même fait s'est reproduit en France dans le second cas de M. Pozzi où on trouva une portion du côlon adhérent au rectum. Le malade de Kirschoff mourut au bout de 5 jours. celui de M. Pozzi au bout de 4 jours. Ces complications opératoires ne se rencontrent pas dans les amputations du rectum où tout se passe le plus simplement. Enfin 4 décès sont dus à la rupture des sutures intestinales alors qu'on avait pratiqué la suture circulaire complète des deux segments intestinaux. Actuellement on est même en mesure de prévenir cette rupture soit par la suture partielle en avant et l'anus sacré (Kraske), soit par l'anus iliaque (Schede) ou même simplement par la présence d'un gros drain qui remplit tout le calibre de l'intestin (Hochenegg). Si l'on ne tenait pas compte de ces cas malencontreux, on arriverait à une mortalité de 6 0/0, ce qui permet de conclure qu'avec la méthode sacrée on obtient dans les cancers du rectum des résultats supérieurs à ceux qu'ont donnés toutes les autres méthodes opératoires.

Enfin, de l'étude de ces cas il résulte qu'il n'y a pas eu un seul cas de mort par l'opération préliminaire. L'ouverture du péritoine s'est ainsi montrée sans importance au point de vue de la terminaison, si ce n'est dans certains cas de Bardenheuer.

Tous les dangers viennent de l'intestin, en effet dans 10 cas on fit la suture circulaire complète et on eut 5 décès; à deux reprises Schede fit cette même suture, mais avec colotomie et il eut deux succès. Dans 8 cas on fit la suture partielle de l'intestin, en avant avec anus sacré consécutif, il n'y eut qu'un seul décès. Dans trois cas suivis de succès, Kraske sectionna la portion anale saine, en arrière et fit la suture intestinale. Enfin sur 15 cas d'anus sacrés définitifs, il y eut 13 guérisons.

Telles sont les statistiques publiées par les Allemands, mais on est en droit de supposer que d'une façon générale, ils ne se sont décidés à faire connaître leurs observations que quand ils eurent obtenu des succès suivis et on peut considérer leur statistique comme le résultat de séries heureuses.

Si d'un autre côté on se reporte aux cas publiés et opérés en France, on se trouve en présence de décès assez nombreux qui donnent une mortalité considérable, mais il s'agissait le plus souvent de malades cachectiques porteurs de cancers du rectum compliqués. Les chirurgiens se sont trouvés en face de cas malheureux à cause des complications sérieuses qui se produisaient au cours de l'opération, et ne faisaient qu'en augmenter la durée, toutes conditions défavorables au succès. Les cas étaient difficiles, désespérés en quelque sorte, et les malades n'étaient pas choisis en but de faire prôner la méthode par l'excellence des résultats obtenus.

Ces considérations feront donc bien comprendre qu'on ne peut établir un parallèle entre les résultats obtenus par les amputations du rectum, et ceux obtenus par les résections de l'intestin. L'amputation ne s'adresse ordinairement qu'à des cas simples, où on s'attaque à une tumeur le plus souvent mobile, petite, ne dépassant pas la portion extra-péritonéale du rectum. Par la résection au contraire on s'adresse à des cancers bien plus élevés, dont on ne perçoit le plus souvent que les limites inférieures, une fois la cavité pelvienne ouverte on se trouve en présence d'une tumeur plus ou moins difficile à extirper et surtout plus ou moins adhérente. Avec l'amputation on peut choisir ses cas et on sait d'avance avec quelles difficultés on va se trouver aux prises. Avec la résection au contraire le chirurgien ne sait jamais quelles sont les surprises qui l'attendent, il peut se voir obligé de réséquer une ou plusieurs anses d'intestin grêle, et enlever une portion de parois vésicales. On ne peut nier aussi que l'opération ne soit pas mutilante par elle-même. Mais elle ne l'est pas plus que d'autres opérations radicales du même genre pratiquées en d'autres régions, et le grand désavantage est qu'on ne se soit adressé pour la pratiquer qu'à des malades arrivés à une période trop avancée de l'affection.

Si l'on ne voulait opérer que des cas favorables aux statistiques on devrait donc autant que possible choisir des cancers encore peu développés, mobiles, et ne présentant que peu d'adhérences. En un mot des cancers au début de leur évolution. Mais alors l'opération telle que l'entendait Kraske manque un peu son but puisqu'il se proposait de faire bénéficier un plus grand nombre de malades des ressources de la chirurgie et d'opérer avec sa méthode les cancers réputés inopérables par les anciens procédés, aussi bien à cause de leur siège élevé qu'à cause de leur volume et de leurs adhérences.

La fréquence des décès au début ne doit donc pas faire conclure au rejet de l'opération, on ne peut se fonder sur quelques insuccès, pour dire qu'une opération est mauvaise, on serait en droit tout au plus d'incriminer l'imperfection des procédés. On a dû payer un tribut d'apprentissage et quand on aura trouvé les moyens de vider complètement l'intestin et de le mettre dans de bonnes conditions opératoires, on a tout lieu d'espérer que la mortalité diminuera sensiblement.

La méthode doit donc être encore perfectionnée dans ses moindres détails, surtout en ce qui concerne le traitement des deux bouts intestinaux dès que ce progrès sera accompli, on pourra peut-être la prôner comme méthode de choix.

Nous ne reviendrons pas sur les avantages que présente incontestablement cette méthode, nous nous y sommes étendu assez longuement dans le courant de ce travail.

OBSERVATIONS

Nous ne rapporterons pas ici tout au long les observations de Kraske, de Hochenegg, de Kirschoff, Rinne, Lauenstein, Berns, Weinlechner et de Schede, on les trouvera facilement dans les ouvrages et mémoires, cités à l'index bibliographique. Nous ne ferons qu'en donner un résumé très succinct.

Sur les 6 opérations de résections du rectum par la voie sacrée faites par Eug. Bœckel, trois ont été publiées dans le *Bulletin médical* du 4 décembre 1889. Il obtint trois succès. Les trois autres observations viennent d'être publiées dans la *Gazette de Strasbourg*, il y eut deux décès. Les deux malades étaient des alcooliques et dans de très mauvaises conditions pour résister au choc que produit cette opération.

Si l'on veut consulter les treize opérations de Bardenheuer on n'aura pas de peine à se reporter à la collection si connue de Wolkmann.

Nous nous contenterons donc de rassembler à la fin de cette thèse les observations françaises de MM. Pozzi, Routier, Schwartz, G. Marchand et deux observations de Roux où on pratiqna la résection temporaire du sacrum et du coccyx après avoir fait l'incision parasacrée et enfin une observation peu connue de Krönlein que cite Stierlin dans son travail.

Pour la seconde observation de M. Routier qui a été suivie de décès nous ne pouvons la rapporter ici, parce qu'elle fait l'objet d'un travail que doit lire ce chirurgien à la Société de chirurgie.

OBSERVATIONS DE KRASKE. 1ᵉʳ *Mémoire.* — (1886. *Archiv f. Klin. Chir.*, 33ᵉ vol.) ou 1885 (*Centr. f. Chir.*, nᵒ 24).

I. — Femme scoliotique, 47 ans, début il y a 2 ans par gêne de la défécation. Hémorrhagie. Cancer annulaire s'étendant sur une longueur de 0,08 à 0,09 centimètres environ avec rétrécissement très accentué du canal intestinal. Opération le 10 décembre 1884. Résection du sacrum et du coccyx tout en respectant le sphincter interne. Adhérences considérables à gauche. Large ouverture du péritoine au niveau du cul-de-sac de Douglas d'où il s'écoula une certaine quantité de liquide séreux. Il existait de plus sur la séreuse de petits noyaux cancéreux. Il ne suture pas le péritoine. Résection du cancer. Suture des 2 bouts intestinaux. Drainage de la cavité péritonéale par un drain. 5 semaines après l'opération la malade pouvait regagner son domicile. La plaie était complètement cicatrisée. Mais il existait déjà de la récidive sur la muqueuse rectale et des noyaux indurés et mobiles à la palpation de l'abdomen.

II. — Il s'agit d'un garde forestier âgé de 37 ans. Début il y a 2 ans environ par des selles sanguinolentes. Entré à l'hôpital le 26 décembre 1884. Cancer annulaire très élevé. La limite inférieure est à peine atteinte par le toucher rectal et est éloignée de l'anus au moins de 0,12 à 0,15 centimètres. La limite supérieure ne peut être déterminée. La tumeur paraît cependant mobile. Opération le 31 décembre 1884. Il fend en arrière le segment inférieur sain du rectum au-dessous du cancer sur une longueur de 0,10 centimètres. Section transversale de l'intestin immédiatement au-dessous du cancer. Ouverture du péritoine à deux reprises différentes pour pouvoir isoler et dégager l'intestin. Suture incomplète des 2 bouts. Le péritoine n'est pas suturé. Le 9e jour selle abondante par l'anus sacré. Il sort en février avec cet anus artificiel où s'était développé une sorte d'éperon transversal aux dépens de la paroi antérieure intestinale, le repli permet au malade de retenir quelque temps une selle solide. Opération autoplastique ultérieure d'après la méthode de Thiersch pour fermer cet anus sacré. Réussite complète à l'exception d'une petite fistule au niveau de l'angle supérieur. Le malade retient non seulement ses matières, mais encore les gaz.

2º *Mémoire.* — *Berlin. Wochenschr.*, nº 48, p. 899-904, 1887.

I. — Homme de 48 ans. Cancer s'étendant sur les trois quarts de la périphérie du rectum, à 0,06 cent. de l'anus. La limite supérieure pouvait être atteinte par le toucher rectal quand on appuyait l'autre main sur la paroi abdominale. Opération le 11 mai 1885. Méthode sacrée. Il ne résèque ni le coccyx ni le sacrum, il ne fait que l'incision avec la section des ligaments sacro-sciatiques. Il fend le segment inférieur du rectum. Ouverture du péritoine en avant. Le rectum attiré en bas est suturé avec la portion de muqueuse restée en place et longue d'un travers de doigt. Sortie le 6 juin, et le sphincter fonctionne bien quoiqu'il ne soit pas réuni en arrière.

II. — Femme de 60 ans. Cancer s'étendant sur la paroi postérieure rectale, ulcéré, débutant assez près de l'anus, la limite supérieure est facilement accessible. Opération le 10 juillet 1885. Méthode sacrée sans résection du sacrum, mais avec résection du coccyx. Ablation facile, ne nécessite pas l'ouverture du péritoine. Toute la paroi rectale antérieure saine a été ménagée. Sort le 15 octobre, complètement guérie, mais avec un prolapsus considérable du rectum par la longue fente de l'anus résultant de l'ablation de la paroi postérieure du rectum.

III. — Homme de 65 ans. Cancer circulaire ulcéré dont on ne peut atteindre la limite supérieure et débutant immédiatement au-dessus de l'anus.

Opération 15 mai 1886. Méthode sacrée avec résection transversale du sacrum au-dessous du 3° trou sacré. Extirpation très laborieuse à cause des nombreuses adhérences de tous côtés. Péritoine ouvert circulairement jusqu'au mésorectum. Collapsus à la suite de l'opération. Mort le 3° jour.

Autopsie. — Ni péritonite. Ni inflammation du côté du canal vertébral. Un noyau métastatique dans le foie.

IV. — Femme de 32 ans. Cancer circulaire débutant à 0,06 ou 0,07 cent. de l'anus. Adhérences à la cloison vaginale. Opération le 29 mai 1886. Résection latérale du sacrum. Résection de 0,10 cent. d'intestin.

Péritoine ouvert circulairement. Suture circulaire complète.

Le lendemain, malgré l'opium selle brusque et abondante qui fait céder la ligne des sutures. Mort le 2 juin. Péritonite stercorale 4 jours après l'opération.

V. — Homme de 63 ans. Cancer mobile dont on n'atteint que la limite inférieure avec le doigt. Opération le 24 septembre 1886. Résection latérale du sacrum. Résection facile du rectum sur une longueur de 0,12 cent. Suture des deux bouts de l'intestin sur leur moitié antérieure. Le segment inférieur sain était long de 0,15 cent. Anus sacré guéri plus tard par des opérations autoplastiques répétées.

Le sphincter fonctionna normalement dans la suite.

VI. — Homme de 56 ans. Cancer annulaire commençant à 0,10 cent. de l'anus et s'accompagnant d'une stricture ne permettant pas l'introduction du doigt. Opération, 4 octobre 1886. Résection latérale du sacrum. Résection de la tumeur.

Suture incomplète. Anus sacré. La nuit même qui suivit l'opération selle abondante et subite qui déchira l'intestin et permit aux matières de pénétrer dans la cavité abdominale. Décès le 5 octobre de péritonite stercorale. Noyaux métastatiques dans les poumons et le foie.

VII. — Homme de 66 ans. Porteur d'une tumeur cancéreuse élevée, et très adhérente, on ne peut la délimiter en haut. Opération le 27 mai 1887.

Résection latérale du sacrum. Ouverture du cul-de-sac de Douglas. La tumeur remonte jusqu'à l'S iliaque.

Résection d'une portion rectale longue de 0,16 cent. La portion rectale inférieure saine respectée par la résection est au moins longue de 0,15 cent. Suture incomplète des deux segments intestinaux.

L'anus sacré consécutif est fermé en juillet suivant.

VIII. — Homme de 68 ans. Cancer annulaire dont les limites supérieures ne peuvent être atteintes.

Rétrécissement très serré empêchant le passage d'une sonde. Le malade n'a donc été préparé que dans la mesure du possible. Opération le 2 juillet.

Résection latérale du sacrum. Ouverture du péritoine qu'il ne ferme pas dans la suite. Résection du rectum. Suture circulaire complète, l'intestin est déchiré par une selle-copieuse qui survint la nuit même de l'opération. Décès le matin suivant de péritonite stercorale.

OBSERVATION DE HOCHENEGG. — *Arbeiten und Jahresbericht der K. ersten chirurgischen. Universitäts Klinik zu Wien.* Ed. Albert. Schul-Jahr 1888. — *Wiener Klin. Woch.*, p. 254, 272, 290, 309, 324, 348.

I. — Femme, 32 ans. Début il y a 5 mois. Cancer presque annulaire commençant à 7 centimètres de l'anus. Opération le 12 mai 1887. Résection typique d'après Kraske. Le cylindre enlevé mesure 9 centimètres. Suture circulaire de l'intestin. Drain dans le rectum à travers l'anus. Guérison presque complète ; petite fistulette qui guérit spontanément en peu de temps. Actuellement pas de récidive.

II. — Cancer végétant de la paroi antérieure du rectum commençant à 2 travers de doigt au-dessus de l'anus. Opération le 1er juin 1889. Suture circulaire complète de l'intestin. Guérison.

III. — Homme, 44 ans. Début il y a 9 mois. Tumeur cancéreuse commençant à 6 centimètres au-dessus de l'anus. Résection le 20 janvier 1888. Anus sacré provisoire. Guérison. Fermeture de l'anus artificiel le 14 mai 1889. Guérison complète. Pas de récidive.

IV. — Homme, 54 ans. Début il y a 18 mois. Cancer commençant à 9 centimètres au-dessus de l'anus. La limite supérieure ne peut être atteinte. Opération le 12 juillet 1887. Résection de 8 centimètres d'intestin. Suture circulaire complète. Drainage. Suture de la peau. Au 6e jour, avec la première selle, la suture intestinale lâche dans la partie postérieure : on est obligé de désunir la peau. Guérison avec anus sacré. En janvier 1888 petite récidive dans la partie supérieure de la partie anale. Extirpation de cette partie. Guérison avec anus sacré.

V. — Homme, 68 ans. Début il y a 2 mois 1/2. Cancer commençant à 4 centimètres au-dessus de l'anus. Opération le 18 août 1888. Résection. Suture incomplète. Anus sacré. Guérison.

VI. — Homme, 52 ans. Cancer commençant à deux travers de doigt au-dessus de l'anus. Résection le 27 juillet 1887. Anus sacré. Récidive en décembre 1887. Marche rapide. Mort le 11 mars 1888.

VII. — Homme, 71 ans. Début il y a un an. Cancer débutant à l'anus. La limite supérieure peut à peine être atteinte avec le doigt. Opération le 1er avril 1889. Extirpation totale du rectum par voie sacrée. Suture du bout supérieur à la région sacrée. Guérison

VIII. — Femme, 64 ans. Début il y a un an. Cancer empiétant sur l'anus. Accidents d'obstruction nécessitant le 30 septembre 1887 un anus contre nature. Le 7 mars 1888 extirpation du rectum par voie sacrée. Établissement d'un anus sacré. Le 19 juin, fermeture de l'anus iliaque. Guérison complète.

IX. — Femme, 60 ans. Cancer commençant près de l'anus et remontant à 7 centimètres au-dessus. Le 7 juin extirpation du rectum. Établissement d'un anus sacré. Guérison.

X. — Homme, 50 ans. Début apparent il y a un mois. Cancer commençant immédiatement au-dessus de l'anus. Limite supérieur ne peut être atteinte. Extirpation du rectum. On est obligé d'enlever 23 centimètres d'intestin. Anus sacré. Guérison.

XI. — Femme, 65 ans. Cancer annulaire de l'S iliaque et de l'extrémité supérieure du rectum ayant amené une invagination du gros intestin dans le rectum. Résection de toute la partie invaginée par la voie sacrée. Guérison.

XII. — Femme, 50 ans. Cancer annulaire commençant à l'anus et remontant très haut. Tentative d'extirpation par voie sacrée. Mais en raison des adhérences et de l'extension en haut, on est obligé d'y renoncer. La partie inférieure de la tumeur est enlevée ; le tout est laissé en place sans sutures. Deux mois après la malade vivait encore avec un anus sacré fonctionnant bien.

OBSERVATION I. (Due à l'obligeance de M. POZZI et recueillie dans sa clientèle.) — *Rétrécissement cancéreux très élevé du rectum. — Résection du coccyx et de la dernière vertèbre sacrée. — Rectotomie postérieure jusqu'au delà du rétrécissement.*

Mlle B..., 68 ans, très affaiblie, d'apparence cachectique, souffre depuis 2 ans, de constipation opiniâtre et de pertes sanguinolentes à la fois par le vagin et par le rectum. Dans ces derniers temps de véritables phénomènes d'obstruction intestinale sont survenus. La malade reste en moyenne de 7 à 8 jours sans aller à la selle, les matières sont rubanées. A plusieurs reprises, le ventre s'est ballonné, est devenu douloureux et la malade a dû garder le lit. Un chirurgien des hôpitaux consulté a conseillé l'anus artificiel. La malade de plus est considérée comme albuminurique, son urine avait été examinée à diverses reprises à ce point de vue et aurait toujours fourni un résultat positif.

Examen local. — Commencement mai 1889.

Le toucher vaginal fait constater un gros polype folliculaire dans l'intérieur du col utérin qui est entr'ouvert et ramolli. L'utérus n'est pas augmenté de volume.

Le toucher rectal ne donne d'abord qu'un résultat négatif, ce n'est qu'en poussant très fortement le doigt qu'on arrive sur la paroi antérieure à sentir une masse arrondie, fongueuse, nettement limitée à sa base par une sorte de bourrelet muqueux. Elle a le volume d'une noix, le doigt ne peut passer au-dessus d'elle pour la circonscrire. Cet examen provoque un assez notable écoulement de sang. M. Pozzi propose à la malade de faire une première opération pour enlever le polype utérin et détruire le fongus rectal de manière à tarir au moins momentanément les hémorrhagies et à se donner en même temps du jour pour un examen plus complet.

Cette première opération a lieu le 24 mai. L'ablation du polype utérin est suivie d'un curettage complet de l'utérus avec injection de perchlorure de fer. Le fongus du rectum est enlevé avec la cuiller tranchante de Simon, et la surface d'insertion est cautérisée au thermocautère. On peut alors pénétrer avec le doigt dans une sorte de loge que s'était creusée la tumeur rectale et l'on constate qu'elle est bornée supérieurement par une sorte d'arcade fibreuse formant un repli valvulaire résistant. Le doigt du reste ne peut atteindre que ces piliers et sa partie supérieure est tout à fait inaccessible.

Suites de l'opération très simples. L'espèce d'hémorrhagie distillante par le vagin et par le rectum qui n'avait pas cessé depuis 2 ans a été complètement supprimée, les forces sont revenues rapidement, la malade a même repris de l'embonpoint, les selles sont redevenues normales. En même temps l'examen de l'urine ne révélait plus d'albumine. M. Pozzi s'est par suite demandé s'il ne s'agissait pas là d'une fausse albuminurie et si l'albumine constatée précédemment ne provenait pas de quelques gouttes de sang dans l'urine.

Toutefois cette opération palliative ne pouvait donner un résultat durable. Dès la fin de juillet les phénomènes de rétrécissement commencèrent à réapparaître. La malade étant toujours assez faible et fort âgée, M. Pozzi ne crut pas devoir l'exposer aux périls de l'extirpation complète de la portion malade du rectum, mais il conçut l'idée d'aller, sans ouvrir le péritoine, exciser la paroi postérieure rectale jusqu'au delà du rétrécissement de manière à donner aux matières un cours facile en prolongeant pour ainsi dire l'anus jusqu'au-dessus du point rétréci.

Opération, le 4 août 1889. — Incision cutanée suivant les préceptes de Kraske. Le coccyx décortiqué est excisé. On se rend compte par le toucher qu'il est encore nécessaire d'agrandir la brèche osseuse. On enlève avec une forte pince de Liston et en deux segments la dernière vertèbre sacrée.

On pénètre ainsi jusqu'au niveau du rétrécissement que l'on sent très facilement au fond de la plaie à travers la paroi postérieure du rectum qui est saine. Il siège à environ 0,16 centimètres de l'anus et paraît peu adhérent au fond de l'utérus. Il paraît très évident que pour l'extirper, il faudrait pénétrer très largement dans la cavité péritonéale et détruire de nombreuses adhérences.

La malade ne paraissait pas en état de courir les risques d'un pareil traumatisme. M. Pozzi se décide à inciser la paroi postérieure du rectum depuis la commissure postérieure de l'anus jusqu'à la partie supérieure de la brèche osseuse. Il met ainsi à découvert une sorte d'éperon saillant d'apparence fibreuse qui formait la partie supérieure de la loge, où avait été contenu le fongus extirpé dans la précédente opération, fongus qui ne s'était pas reproduit. Afin de détruire le plus possible la saillie de cet éperon sans ouvrir la cavité péritonéale, trois sutures en chaîne sont passées à sa base à l'aide d'une aiguille de Reverdin et après les avoir serrées on excise avec des ciseaux courbes le croissant néoplasique qui les dépasse.

Comment devait-on se comporter vis-à-vis de la partie saine du rectum située au-dessous du rétrécissement, laquelle incisée en arrière formait une longue gouttière allant de la partie supérieure de la plaie à l'anus ? Afin de simplifier le plus possible l'opération, M. Pozzi renonça à l'idée qu'il avait d'abord eue de disséquer et d'exciser toute la partie inférieure de la muqueuse rectale et de fermer ensuite la plaie par des sutures prolongeant le périnée en haut et en arrière dans une certaine étendue.

Il se borna à affronter exactement les bords de la plaie cutanée avec celles de la plaie muqueuse par un double rang de sutures profondes et superficielles.

L'opération terminée, l'ouverture inférieure du tube digestif se trouvait reportée au niveau de la première vertèbre sacrée réséquée. Au-dessous de cet anus artificiel sacré, une longue gouttière muqueuse en forme de rigole représentait l'intestin incisé jusqu'à l'anus, et, les jambes étant rapprochées, elle était profondément cachée dans la scissure interfessière.

Pansement à la gaze iodoformée avec introduction d'un gros tube en caoutchouc dans l'orifice anal.

Suites opératoires. — Très simples. Pas de fièvre, réunion par première intention. Après plusieurs débâcles pendant lesquelles sont rendues des cybales extrêmement dures, les selles s'établissent régulièrement, mais doivent toujours être facilitées par des lavements. Il n'y a aucune tendance à la chute du rectum grâce sans doute aux adhérences pathologiques qui existent à la face postérieure de l'utérus. Les matières étaient ordinairement très dures, il n'y a pas d'incontinence, mais celle-ci existerait évidemment pour des matières liquides, car les lavements ne peuvent être en aucune façon retenus et se bornent à irriguer la portion inférieure de l'intestin.

La gouttière muqueuse formée par la partie du rectum incisée est incessamment protégée par du coton vaseliné boriqué, ce qui la met à l'abri des excoriations.

La malade revient voir M. Pozzi dans les premiers jours d'octobre, son état est alors satisfaisant, elle peut marcher, monter des étages sans trop de fatigue, il n'y a aucun écoulement par l'anus, elle se plaint seulement de paresse intestinale.

L'examen local montre que l'orifice artificiel ne s'est pas rétréci, on y introduit l'index avec la plus grande facilité, mais à sa partie antérieure, on constate une induration néoplasique non ulcérée.

M. Pozzi a appris depuis que des phénomènes d'obstruction s'étaient produits et avaient nécessité l'ablation des matières dures au-dessus de l'ancien rétrécissement.

Examen histologique, fait par MM. Gombault et Bourges : Épithélioma cylindrique parfaitement caractérisé.

OBSERVATION II (PERSONNELLE) (POZZI). — *Cancer du rectum très élevé chez une cachectique. — Résection du sacrum et coccyx. — Résection de deux tumeurs épithéliomateuses, dépendant l'une du côlon, la seconde du rectum. — Suture circulaire complète au niveau du côlon. — Anus sacré. — Mort.*

Madame D., 65 ans, ne présente pas d'antécédents héréditaires.

Elle n'a pas eu la syphilis et n'a jamais été malade. Elle a eu 6 enfants. Les accouchements ont été très faciles et n'ont jamais présenté de suites pathologiques.

Pendant toute sa vie elle a été sujette à la constipation qui durait habituellement de 2 à 4 jours. Ces dernières années elle s'est encore accentuée. Les 6 derniers mois elle était forcée de prendre régulièrement des lavements pour aller à la selle.

Il y a 2 mois elle a remarqué que son linge était taché et qu'elle rendait par l'anus des glaires sanguinolentes et même du pus. Elle n'en tint pas compte et ne consulta pas de médecin pour cela. Elle n'éprouvait ni douleurs dans le ventre, ni pesanteur du côté du rectum, ni tiraillement, ni ténesme. Cependant elle maigrissait beaucoup et la peau prenait une coloration spéciale qui attira son attention ; elle devenait très pâle, et les derniers temps la pâleur faisait place à une légère teinte ictérique.

Le 26 novembre 1889, elle fait demander le médecin, elle n'avait pas été à la selle depuis 16 jours. Pour faire cesser cette constipation, elle avait déjà pris de l'huile de ricin, plusieurs purgations au sel de Sedlitz coup sur coup, de l'eau d'Huniyadi-Janos. Rien n'avait fait. Le ventre était ballonné. Les anses intestinales se dessinaient à sa surface qui était tendre au point de gêner la respiration. La malade était couchée, avait perdu tout appétit et ses forces ; mais elle n'éprouvait pas de nausées, elle ne vomissait pas. On prescrit sans résultats de l'eau-de-vie allemande avec du sirop de nerprun, de l'huile de croton, et divers lavements, entre autres celui des peintres. Le 30 novembre l'obstruction continuait et la malade commençait à éprouver quel ques douleurs dans l'hypochondre droit, mais sans nausées, ni vomissements.

On pratique le toucher vaginal, et on reconnaît dans le rectum à travers la cloison, la présence de petites tumeurs qui paraissaient obstruer le rectum à un niveau assez élevé et ressemblaient au premier abord à des matières fécales durcies, mais elles ne se laissaient pas déprimer par le doigt. Le toucher rectal permet de reconnaître que l'ampoule rectale et la région sphinctérienne sont complètement saines et qu'à la partie supérieure de l'ampoule, c'est-à-dire au moins à 0,10 à 0,12 centimètres de l'anus, il existe un rétrécissement notable du rectum. On a la sensation d'un museau de tanche scléreux entouré de polypes plus mous qui obstruent la lumière du rectum. Ce n'est qu'assez difficilement qu'on perçoit un orifice permettant à peine l'introduction d'une bougie uréthrale n° 22. Il est impossible d'atteindre les limites supérieures du néoplasme qui est immobilisé par des adhérences paraissant très fortes en avant et semblant le rattacher à l'utérus. La tumeur occupe toute la circonférence du rectum.

Le jour même avec un tube en caoutchouc qu'on arrive à faire passer par l'orifice rétréci, on tente de faire une injection par-dessus le rétrécissement, et on fait pénétrer ensuite le contenu de plusieurs siphons d'eau de Seltz. Il ne sort qu'une quantité insignifiante de matières fécales diluées. L'obstruction intestinale ne cède pas, la tympanite abdominale ne fait qu'augmenter, et des accès de suffocation se produisent la nuit.

Le lendemain, 1er décembre, même opération. Il est inutile de dire que l'examen avec une sonde rigide est très discret, car on pourrait traverser la paroi rectale.

Le 2. L'obstruction persiste.

Le 3. Légère débâcle. Le ventre est un peu moins tendu.

Le 4. Elle entre à l'hôpital où elle est examinée par M. Pozzi qui après les tentatives déjà faites ne voit que 2 moyens : ou faire la colotomie iliaque, ou pratiquer la résection de la tumeur par la voie sacrée. On résolut de tenter cette dernière opération quoique l'état général de la malade fût très mauvais et qu'il fût presque impossible de vider l'intestin.

Le 6. A lieu l'opération. La veille l'intestin n'avait été vidé qu'en partie. Le ventre restait tendu.

La chloroformisation se fit sans accidents ; les MM. Drs H. Marchand, Chaput et Picqué étaient présents à l'opération.

Incision sacrée partant du milieu du sacrum environ jusqu'à égale distance de l'anus et du coccyx. La malade était couchée sur le côté droit.

Dénudation du sacrum et du coccyx avec la rugine. Résection du coccyx et une portion latérale gauche du sacrum.

Après avoir récliné les lèvres de la plaie avec des écarteurs, on a devant soi une aponévrose qui une fois incisée laisse à nu le rectum ; des artérioles nombreuses donnent du sang, plusieurs ligatures sont nécessaires. On dégage le rectum qu'on attire en arrière, et on le sectionne transversalement dans sa partie saine, c'est-à-dire entre la tumeur et la région anale. après avoir posé sur l'intestin et au-dessous de la tumeur une ligature avec un lien de gaze iodoformée, on va dès lors à la recherche des limites supérieures du néoplasme qu'on perçoit nettement. Pour le libérer en partie on est obligé de déchirer de nombreuses adhérences qui le reliaient à tous les organes voisins.

Après ces manœuvres on se trouve en présence d'une première tumeur du volume d'un œuf de poule, on l'isole en posant un lien de gaze iodoformée sur la portion d'intestin à laquelle elle est reliée. Malgré ce lien on s'aperçoit que le bout supérieur de l'intestin incisé primitivement et relié à la tumeur donne toujours des matières fécales et qu'il est indépendant de la masse qu'on vient d'isoler. En faisant un examen attentif de la région qu'on a bien nettement sous les yeux, on découvre une tumeur annexée au bout supérieur du rectum qu'on avait incisé transversalement dès le début de l'opération ; on isole de nouveau cette tumeur des adhérences qui la retiennent un peu à tous les organes dans le petit bassin et entre autres à une portion du côlon descendant.

On constate dès lors la présence de deux masses épithéliomateuses ne formant en réalité qu'une tumeur, mais appartenant à des régions distinctes de l'intestin. La première qu'on a isolée dépend d'une portion du côlon qui était retombée dans la concavité sacrée, avait été envahie par le cancer et de ce fait avait contracté des adhérences avec la seconde tumeur épithéliomateuse qui dépendait du rectum et de l'S iliaque. Cette seconde tumeur constituait probablement le cancer initial qui s'était étendu ensuite à l'autre portion d'intestin.

Pendant ces manœuvres le cul-de-sac péritonéal avait été largement ouvert à plusieurs reprises. Il se produisit plusieurs débâcles intestinales qu'on ne pouvait guère empêcher à cause de cette circonstance de la propagation du cancer à 2 portions d'intestin différentes.

On avait sectionné l'intestin à 4 reprises différentes dans le cours de l'opération et on avait obtenu 4 bouts. Les deux tumeurs enlevées, M. Pozzi sutura au catgut le bout le plus élevé du côlon au bout inférieur de la même portion d'intestin saine située au-dessous de la première tumeur enlevée. Il avait ainsi rétabli la continuité du canal intestinal jusqu'au niveau de la seconde tumeur appartenant au rectum ; de ce côté on avait encore 2 bouts d'intestin après l'ablation de cette dernière tumeur. Le bout supérieur fut suturé au lèvres de la plaie sacrée, de façon à obtenir un anus sacré. On peut voir d'après ces quelques détails quelles furent les difficultés de l'opération, qui dura une heure et demie.

On sutura la plaie sacrée à ses extrémités et on mit quelques lanières de gaze iodoformée profondément le long de l'intestin.

Le lendemain 7 décembre la malade se trouvait bien, répondait bien aux questions qu'on lui posait, éprouvait à peine quelques douleurs au niveau du siège. La température avait été à 37° la veille au soir. En un mot elle paraissait se trouver dans le meilleur état possible. On fait le pansement à deux reprises, matin et soir pour laver la région souillée par les matières fécales.

8 décembre. Le même état persiste, la malade se trouve toujours bien. La température se maintient entre 37° et 37° 1/2. Deux pansements par jour.

Le 9. La température ne s'élève pas, mais on constate que la malade répond à peine lorsqu'on lui parle ; il existe de la stupeur qui ne fait que s'accroître dans la soirée.

Le 10, au matin, décès dans le coma. La température ne dépassa pas 37° 1/2.

On ne put pa s faire l'autopsie à cause de l'opposition faite par la famille.

OBSERVATION III. (Communiquée à la *Société de chirurgie*, séance du 30 octobre 1889, par M. ROUTIER. Voir *Bulletin médical* du 3 novembre 1889.) — *Cancer de la partie supérieure du rectum. — Résection par la voie sacrée (Kraske) de 0,10 cent. d'intestin avec conservation du sphincter.*

C., âgée de 29 ans, s'était présentée à moi au mois d'août en se plaignant de douleurs lombaires et de pesanteur dans le bas-ventre ; ses garde-robes étaient rares, douloureuses et souvent teintées de sang. En pratiquant le toucher rectal, je sentis, à l'extrémité du doigt, poussé aussi haut que possible, une tumeur cancéreuse. Cette tumeur siégeait à 12 cent. environ au-dessus du sphincter externe ; quant à la limite supérieure du mal, elle remontait à plusieurs gros travers de doigt au-dessus.

Vu le siège élevé du néoplasme, plutôt que de condamner la malade à subir l'infirmité dégoûtante d'un anus contre nature, j'ai songé à pratiquer chez elle la résection de la partie malade du rectum par le procédé de Kraske (de Fribourg), c'est-à-dire à aborder le néoplasme par la région sacro-coccygienne, avec résection osseuse, mais conservation totale de la région sphinctérienne.

Le 19 septembre j'ai ainsi procédé à l'opération : après les soins préliminaires antiseptiques, incision à gauche de la ligne des apophyses épineuses sacrées, partant du niveau de l'épine iliaque postérieure gauche pour aboutir à quelques centimètres au-dessus de la pointe du coccyx — dénudation de cet

<table><tr><td>A.</td><td>6</td></tr></table>

os et de la partie inférieure du sacrum — désarticulation du coccyx, qui est enlevé de haut en bas en le dépouillant de son périoste — section transversale de la première pièce du coccyx restée en place — résection de l'angle inférieur gauche du sacrum, sans atteindre les trous sacrés, — isolement du rectum en arrière et en avant ; pendant ces manœuvres le cul-de-sac péritonéal est ouvert et aussitôt tamponné avec une éponge montée — ligature du rectum au-dessus et au-dessous du néoplasme, et pour éviter que le bout supérieur n'échappe, le méso est traversé avec un fil de soie — résection de la partie cancéreuse avec les ciseaux ; tamponnement du bout inférieur et du bout supérieur, bien qu'il ne laisse rien écouler, avec de l'ouate iodoformée — suture par un surjet de catgut du péritoine pariétal au péritoine viscéral, qui recouvre l'intestin abaissé — enfin, la cavité péritonéale fermée, double plan muqueux et musculaire de sutures sur les deux bouts du rectum, diminution de la plaie cutanée par quelques points au crin de Florence, et tamponnement de la cavité avec de la gaze iodoformée, qui a dû être remplacée par de la gaze salolée, à cause d'une légère intoxication. Dès le lendemain de l'opération, qui avait duré 2 heures, la malade rendait des gaz par l'anus ; les jours suivants le sphincter fonctionnait parfaitement, et même l'on a dû faciliter les garde-robes, qui étaient devenues rares ; le 9e jour, à la suite de l'une d'elles, il s'est produit une petite fistule qui ne laisse écouler que des matières liquides.

Quel que soit le sort ultérieur de cette malade, je reste convaincu que mon intervention lui aura rendu plus de services que toutes les opérations qu'on était habitué à pratiquer en pareil cas. C'est avec raison que l'on a reproché à l'amputation du rectum, à la rectotomie et aux colotomies, d'établir un orifice dépourvu de sphincter et, par conséquent, de donner lieu à de l'incontinence ; la méthode de Kraske me paraît donc un véritable et grand progrès, dont le point capital est la conservation du sphincter.

OBSERVATION IV. (Très obligeamment communiquée par le Dr SCHWARTZ.) — *Résection du sacrum et du coccyx.* — *Résection de l'intestin.* — *Suture circulaire complète.* — *Mort.*

Il s'agit d'un homme de 57 ans, entré à l'hospice Dubois pour un cancer du rectum.

Son père est mort de fluxion de poitrine, sa mère de tuberculose pulmonaire.

Il n'existe pas d'affections cancéreuses dans la famille. Il paraîtrait cependant qu'une sœur serait morte de cancer utérin.

Ce n'est que depuis 4 mois que le malade s'est aperçu pour la première fois de la présence de quelques gouttelettes de sang au milieu des matières fécales.

Il n'existait pas alors de constipation, mais au contraire le malade allait à la garde-robe trois ou quatre fois par jour. Les matières fécales étaient semi-liquides. Jamais de douleurs ni à l'hypogastre ni à la région lombaire.

Quelques mois après le début de ces symptômes le malade ressent spontanément des douleurs lancinantes au niveau de la fesse droite.

Il y a 2 mois environ il eut à plusieurs reprises de l'incontinence des matières fécales et éprouva du ténesme rectal.

L'état général resta satisfaisant pendant tout ce temps.

Actuellement au toucher rectal on constate une tumeur demi-molle, implantée par un large pédicule sur la paroi latérale droite du rectum, cette tumeur est irrégulière, commence à environ 0,05 cent. de l'anus et se termine à environ 0,10 à 0,12 cent. de cet orifice. Elle n'est pas saignante au toucher, ni douloureuse, elle est mobile et se laisse facilement abaisser sous le chloroforme.

Pendant la défécation le malade ressent quelques douleurs, peu vives d'ailleurs.

Rien à la vessie, à la cloison recto-vésicale et à la prostate.

On ne perçoit pas de ganglions pelviens engorgés.

Le calibre du rectum est très notablement diminué, le malade reste six à sept jours sans aller à la garde-robe.

Les lavements ne paraissent pas aller au delà de la tumeur.

Opération, le 20 janvier 1890. — Chloroformisation facile et sans accidents. Le malade est placé dans le décubitus latéral droit, la cuisse gauche repliée sur l'abdomen. Une incision est pratiquée au niveau d'une ligne transversale passant à l'union de la dernière pièce du sacrum avec le coccyx. Cette incision se relève à droite et à gauche de façon à décrire une courbe à concavité supérieure, le coccyx figurant la perpendiculaire abaissée du milieu de cette courbe. On délimite de cette façon un grand lambeau d'une largeur de 0,10 centimètres environ et d'une hauteur de 0,04 centimètres.

Dès qu'on a eu relevé en haut ce lambeau, on a sous les yeux le coccyx que l'on résèque en entier avec une pince coupante. Cette résection met à nu la face postérieure du rectum sur une étendue de 0,06 centimètres environ et permet de reconnaître facilement l'étendue du néoplasme dont on reconnaît facilement les limites. Il commence en bas immédiatement au-dessus du sphincter à 0,04 centimètres de l'orifice anal et pour s'étendre jusqu'à 0,08 centimètres de haut.

Avant de procéder à l'ablation de la tumeur, on place au moyen de l'aiguille de Deschamps une ligature élastique embrassant le rectum au-dessous du néoplasme afin de pouvoir attirer le bout inférieur aussi bas que possible. Cette ligature présente en même temps l'avantage de s'opposer à l'hémorrhagie. Ces précautions prises, une première incision transversale du rectum délimite la tumeur inférieurement et partage le rectum en deux tronçons, l'un inférieur comprenant le sphincter, l'autre supérieur comprenant la tumeur.

A ce moment on pratique également la ligature préventive des deux branches hémorrhoïdales supérieures qu'on trouve très facilement sur le côté du rectum. Cette ligature permet d'abaisser la tumeur et d'en faire l'ablation en évitant une hémorrhagie trop considérable. La tumeur est enlevée sans difficulté et détachée assez facilement de la prostate et des parties avoisinantes; la ligature élastique ayant permis d'attirer le rectum très bas, le péritoine a pu être respecté complètement, il n'a donc pas été ouvert.

Il ne s'agit plus que de réunir le bout supérieur de l'intestin au bout inférieur, ce qui présente une grande difficulté non seulement à cause de la profondeur à laquelle on opère, mais encore et surtout à cause de l'exiguité du bout inférieur du rectum, si bien que pour y arriver on se voit obligé de fendre verticalement en arrière la portion sphinctérienne du rectum, le bout inférieur du rectum se trouvant ainsi largement étalé, il devient possible de suturer couche par couche les différentes tuniques au moyen du catgut. Cela fait, on suture ensuite le sphincter incisé par deux à trois points de suture.

Avant de suturer les deux bouts de l'intestin on a préalablement placé un gros drain qui occupe tout le calibre au niveau des sutures et doit empêcher leur rupture sous l'effort des matières fécales.

Les incisions cutanées réunies avec le crin de Florence, on a le soin de laisser une ouverture suffisante pour mettre à l'abri de toute infiltration de matières fécales, le tissu cellulaire périrectal au cas où l'une des sutures viendrait à céder.

Pansement à la gaze iodoformée.

21 janvier. État général excellent, ni nausées, ni vomissements. On administre 0,10 centigr. d'extrait thébaïque et une piqûre de morphine.

Le 22. On change le pansement qui est inondé de matières fécales. Lavage du rectum et de la plaie. L'eau du lavage ressort par la plaie postérieure, ce qui paraît dû au relâchement de quelques sutures des deux bouts de l'intestin.

Le 23. État général satisfaisant, on change le pansement qui est souillé par des matières fécales.

Le 24. On constate chez le malade un peu de stupeur qui persiste le soir; on change le pansement, on enlève les points de suture de la plaie cutanée pour donner libre issue aux matières fécales.

Le 25. La tumeur s'est accentuée. Le malade répond à peine aux questions qu'on lui pose. Il meurt à 5 heures du soir dans le coma.

L'AUTOPSIE est faite le 27 janvier, 42 heures après le décès. Le bout inférieur du rectum est sphacélé presque en entier, les sutures tiennent encore, le bout supérieur ne présente rien de particulier. Dans l'espace pelvi-rectal supérieur on constate du pus évalué à **2** cuillerées à soupe. La prostate est grosse comme un œuf de poule, elle n'a pas été envahie par le cancer. Rien à la vessie ni à l'S iliaque; on ne rencontre pas de ganglions dégénérés. En un mot le malade est mort de cellulite pelvienne due à l'irruption des matières fécales qui ont fait céder quelques points de suture, malgré la présence d'un gros drain occupant tout le calibre de l'intestin au niveau de la ligne des sutures.

OBSERVATION VI (KROENLEIN). Tirée du travail de STIERLIN intitulé Traitement opératoire du carcinome rectal et de ses résultats. (In *Beiträge zur Klin. chir.*, von P. BRUNS, CZERNY, KROENLEIN und SOCIN, T. V, fasc. 3, Tubingen, 1889.)

Il s'agit d'un docteur en droit de 35 ans. Pas d'antécédents héréditaires, pas de syphilis. A consommé beaucoup de bière et autres alcools en grande quantité.

Le premier symptôme de la maladie actuelle remonte en juin 1887. A cette époque, sang dans les selles et diarrhée. Pendant l'hiver 1887-1888 les selles furent souvent sanglantes. Traitement par les pilules suisses, diminution rapide du poids du corps qui tombe de 225 livres à 176 livres au 13 juin 1888. A cette époque les selles sont mélangées de mucosités abondantes. Il existe de la constipation et une légère augmentation de volume des ganglions inguinaux des deux côtés.

Il entre à l'hôpital en octobre 1888.

État actuel. — A travers l'anus on sent à 0,04 centim. au-dessus du sphincter une tumeur de la muqueuse, cette tumeur occupe toute la circonférence du rectum, elle a la forme d'un champignon, est dure et ulcérée.

On ne sent pas ses limites supérieures, elle est peu mobile sur les parties profondes. Il existe un rétrécissement appréciable. Pas de phénomènes vésicaux.

Opération, le 10 octobre 1888. — Anesthésie pendant 2 heures 1/2 et en plus une demi-heure sans anesthésie parce que le pouls était devenu filiforme.

Position latérale droite. Incision partant de l'épine iliaque postéro-supérieure gauche, courbe à convexité droite et allant jusqu'au bord droit du coccyx. On isole le coccyx et le bord gauche du sacrum, on sectionne les ligaments sacro-épineux et sacro-tubérositaire de ce côté (grand et petit ligaments sciatiques), désarticulation du coccyx et résection latérale oblique du sacrum jusqu'au-dessous du troisième trou sacré.

Pendant ce temps de l'opération, l'hémorrhagie est assez abondante. L'os est sectionné avec la pince de Liston. Le rectum est alors mis à nu.

La tumeur s'étend beaucoup plus en avant qu'en arrière, elle est beaucoup plus adhérente aux parties sous-jacentes, ce qui rend le décollement du rectum extrêmement difficile en avant.

Le péritoine est largement ouvert pour mettre à nu la portion intra-péritonéale de la tumeur.

Pendant cette manœuvre, une portion de la partie malade de l'intestin se déchire, l'intestin était heureusement vide, le champ opératoire ne fut pas souillé. Résection circulaire de l'intestin sur une étendue de 0,10 cent., puis suture de la moitié antérieure des deux bouts intestinaux.

Le péritoine a été préalablement fermé par 3 points de suture, après désinfection de la cavité péritonéale avec une solution de sublimé de 1/5000. Hémostase complète; on place un drain gros comme le pouce dans l'anus.

Tamponnement de la plaie avec de la gaze iodoformée, on fait ensuite au malade trois injections d'éther.

Pas de sutures de la peau.

Suites opératoires bonnes.

20 mois après il n'y avait pas encore de récidives.

OBSERVATION VII. (1re Observation publiée par ROUX de Lausanne.) — *(Separatabdruck aus dem correspondanzblatt für Schweiz Aerzte. Jahrg. XIX, 1889.) — Résection temporaire du coccyx et du sacrum. — Résection d'une portion de l'intestin. — Suture circulaire complète des 2 bouts de l'intestin. — Guérison.*

Mme P..., sage-femme, 54 ans, a eu toujours une bonne santé, sauf une fausse couche avec hématocèle en 1875, avec phlébite, et une bronchite en 1884. Toute sa vie elle a été constipée.

En janvier 1888, après une émotion, elle eut un ténesme intense, elle rendait du sang par l'anus. 20 à 30 tentatives dans une journée n'amenaient que du sang. Depuis le mois de mars elle dut prendre régulièrement des lavements d'huile qui amenaient de temps en temps un bol fécal durci, gros comme une noisette. Elle croit avoir des hémorrhoïdes internes. Elle entre à l'hôpital le 1er juin 1888.

Sous le chloroforme et par le toucher vaginal on perçoit sur la paroi postérieure une tumeur dure, irrégulièrement bosselée dont l'extrémité inférieure arrive à 0,05 à 0,06 cent. de l'anus et dont on croit atteindre sûrement la limite supérieure en refoulant le cul-de-sac vaginal. La paroi vaginale paraît nettement mobile sur cette tumeur qui par contre semble adhérer à la paroi antérieure du sacrum.

Par le toucher rectal on reconnaît que la tumeur infiltre tout le pourtour de l'intestin un peu plus bas en arrière qu'en avant, qu'elle est ulcérée largement dans la partie proéminante dans le rectum. Le doigt atteint difficilement le bord supérieur. L'adhérence principale en arrière se trouve au niveau du coccyx.

L'état général quoique mauvais, permet l'incision de ce carcinome qu'on décide de faire, en respectant si possible le sphincter anal.

Opération, le 2 juin. — Aides : Dr Francillon et Perret, interne du service. Narcose à l'éther. Incision longitudinale postérieure de Kocher. La malade est couchée sur le flanc gauche, on réséque d'un coup de ciseau l'extrémité supérieure du sacrum qu'on rabat avec le coccyx et la peau de droite à gauche. Pour isoler la tumeur du vagin, l'aide met son doigt dans cette cavité et le décollement devient facile. Un paquet de ganglions à droite et en arrière du rectum oblige de pousser la dissection plus haut que la tumeur. On ouvre le péritoine qu'on suture de suite. On sectionne le rectum au-dessus du sphincter, on enveloppe la tumeur dans de la gaze et on attire le bout supérieur de l'intestin sans peine jusqu'à pouvoir suturer ensemble les deux tuniques musculaires et de la portion anale et du bout supérieur. Avant de faire les sutures intestinales, désinfection au sublimé au millième. Tamponnement à la gaze iodoformée. Suture des extrémités de la plaie sacrée après avoir fixé en place par quelques points de suture l'os réséqué.

La malade très éprouvée se remet assez vite ; le 7 juin on change les tampons. Le 11 on s'aperçoit au passage d'un flatus qu'il y a fistule dans la plaie. Le 13 juin on trouve quelque fèces ; lavage à l'eau térébenthinée. Le 27, les granulations remplissent rapidement la plaie. Le 11 juillet, la malade sort sur sa demande, elle fait elle-même ses pansements. Maximum de température le 3e jour, 38°.

12 octobre. Elle se présente à nous avec les apparences d'une bonne santé. L'os suturé est solide mais un peu dévié, les selles sont normales, le sphincter fonctionne très bien, au toucher on sent à la hauteur de la suture une sorte de diaphragme en croissant qui proémine nettement dans la lumière du canal intestinal, mais laisse passer l'extrémité de 3 doigts réunis et les matières fécales sans difficulté.

Elle est donc en bon état et ne présente pas traces de récidives.

Roux ne reparle pas dans la suite de son observation de la fistule qu'il avait constatée 5 jours après l'opération.

OBSERVATION VIII. (2e Observation de Roux de Lausanne, *loc. cit.*). — *Résection temporaire du coccyx et du sacrum. — Résection d'une portion du rectum. — Suture circulaire complète des 2 bouts intestinaux. — Guérison.*

M. J., ancien boucher, 60 ans, souffre depuis longtemps d'une affection reconnue depuis un an pour provenir du gros intestin. Les symptômes sont caractéristiques. Entrée à l'hôpital le **27** mars 1889.

État local. — Quelques noyaux d'hémorrhoïdes externes autour de l'anus. Au toucher on perçoit, à 0,02 centim. environ au-dessus de la protate, la muqueuse rectale se réfléchir en avant sur une masse qui proémine dans le rectum et représente assez exactement une énorme portion vaginale ulcérée et déchiquetée. En introduisant le doigt dans cette masse, on reconnaît en arrière la muqueuse du rectum intacte sur quelques millimètres d'étendue et saillante sous forme de diaphragme, à la limite de l'ampoule rectale. A partir de ce point la tumeur fendillée, indurée, s'étale rapidement au-dessus et au-dessous pour acquérir sa plus grande hauteur en arrière de la vessie, et sa plus grande épaisseur avec adhérences à droite et en avant, au-dessus et en dehors de la vésicule séminale. C'est donc un carcinome du rectum opérable.

Opération, le 30 mai 1889. — Aides : Dr Perrier fils et Perusset (interne) et Mlle Kotlarewsky, bénévole dans le service. Décubitus latéral droit, incision qui commence à gauche de l'anus, rejoint la ligne médiane jusqu'au coccyx et suit pendant 0,10 centim. environ le bord gauche de celui-ci et du sacrum pour se terminer par un crochet vers la ligne médiane, afin de faciliter le 2e temps, c'est-à-dire la section transverse du sacrum sous le 3e trou sacré d'un coup de ciseau et l'abaissement de gauche à droite après section des ligaments sacro-sciatiques. On maintient béante cette porte par un fort fil de soie passé à l'angle du sacrum réséqué et fixé à la peau de la fesse opposée.

L'isolement de la tumeur se fait facilement. A droite, en avant, on trouve une infiltration plus considérable à la hauteur du repli de Douglas, mais sans parties suspectes. La tumeur dépasse le cul-de-sac péritonéal en haut, et après avoir attiré l'intestin aussi bas que nécessaire, on ferme la cavité péritonéale en suturant la séreuse libre à la face antérieure et aux côtés de l'intestin. Malgré cela on entend l'air pompé en quelque sorte dans la cavité péritonéale à chaque inspiration.

On place une collerette de gaze iodoformée avant de réséquer la tumeur. On ménage le sphincter et on place là deux rangées de sutures et sur la muqueuse et sur la musculaire.

Suture de l'os par les parties molles, tamponnement, etc.

A part un emphysème assez considérable des bourses, le cathétérisme nécessaire 2 jours, une élévation de température (38°) le 2e et le 8e jour, ainsi qu'une certaine tendance aux rêveries (sans action reconnue de l'iodoforme), rien d'anormal ne vint troubler le cours post-opératoire de la maladie.

Il y eut également une fistule stercorale. Le malade sort le 27 avril. Le 15 juin suivant, l'os réséqué temporairement s'est soudé, il est très peu mobile, il existe encore sur le tiers moyen de l'incision une plaie linéaire non complétement épidermisée. A cette époque la fistule avait disparu et le malade évacue facilement ses matières qui sont cependant quelquefois laminées.

Observation IX. (Due à l'obligeance de M. G. Marchant). — *Épithélioma du rectum. — Résection du rectum par la voie sacrée. — Guérison.*

Jules L..., 55 ans, journalier.

Le père est mort d'une tumeur dans le ventre ; la mère hydropique.

Pas de syphilis. Jamais de maladie, si ce n'est une cataracte, il y a 15 ans.

En 1888. Selles striées de sang et de glaires. Elles étaient régulières, et ne s'accompagnaient pas de douleurs. Cependant, le malade éprouvait quelquefois des élancements à l'anus et un sentiment de pesanteur dans le périnée. En janvier 1890, il fut atteint de la grippe.

Au commencement de février, les douleurs augmentèrent d'intensité, apparaissaient généralement dans l'après-midi pour cesser dans la soirée. Ces douleurs consistaient en élancements partant de l'anus pour s'irradier aux lombes et à l'abdomen. En même temps survint une diarrhée profuse. Les selles étaient fétides, contenaient du sang, des débris noirâtres et des matières glaireuses. L'appétit, quoique moins bon que précédemment, est encore bon. Jamais de troubles digestifs, autres que la diarrhée. Amaigrissement notable.

25 mars. A son entrée à l'hôpital, il éprouvait les mêmes douleurs qui revenaient régulièrement vers quatre heures du soir et s'accompagnaient de selles liquides et noirâtres.

Au toucher rectal, on sent une tumeur mamelonnée, dure et irrégulière, obturant presque toute la lumière du rectum : cette tumeur commence à 0,05 cent. au-dessus de l'anus et le doigt peut arriver à la circonscrire à sa partie supérieure. Pas d'adhérences à la prostate. Plusieurs ganglions dans les fosses iliaques. Léger souffle d'insuffisance mitrale.

Quatre jours avant l'opération, antisepsie intestinale. Lait et naphtol.

Opération, le 19 avril. — Incision de 15 cent. de long. depuis la 2e vertèbre sacrée, jusqu'à 2 cent. de l'anus. Résection du coccyx et de la dernière vertèbre sacrée. On arrive sur la tumeur qui est assez facilement saisie entre deux clans et incisée. Suture du bout supérieur au bout inférieur avec de la soie. On pose 25 points de suture. La suture intestinale est commencée d'après le procédé de M. Chaput, puis terminée par le procédé ordinaire. Deux points de suture sur le péritoine.

La suture de la peau est faite avec du crin de Florence, cette suture n'est pratiquée que sur environ la moitié de la plaie. Un drain est placé en haut contre le sacrum. La partie inférieure est bourrée de gaze salolée.

On a réséqué 9 centim. d'intestin.

Pansement occlusif. Opium, 0,20 cent. Les jours suivants, le malade a de la diarrhée, mais les matières sortent par une fistule intestinale. Un gros drain est placé dans l'anus. Lavages continuels au naphtol. Pas de température.

10 mai. L'appétit revient peu à peu, mais il existe toujours une fistule.

Les crins placés sur la peau l'ont coupée. La plaie a bon aspect. Les ganglions de la fosse iliaque deviennent très douloureux et volumineux.

Le 18. Une poche purulente apparaît sous la peau, elle laisse écouler une quantité considérable de pus fétide, ce qui soulage beaucoup le malade, fait cesser les douleurs du même coup, la température retombe à la normale.

Les jours suivants, le même état persiste, la température monte généralement à 38°,5 le soir. Cependant, la plupart des matières fécales repasse par l'anus. En juin, l'abcès ganglionnaire est cicatrisé.

OBSERVATION X. (Due à l'obligeance de M. G. MARCHANT). — *Epithélioma du rectum.* — *Résection du sacrum et du coccyx.* — *Incision de l'anus.* — *Suture intestinale à l'anus.* — *Guérison.*

Pas d'antécédents héréditaires.

Une bronchite, il y a 11 ans. Pas de syphilis.

L'affection a débuté, il y a 3 ans par de la diarrhée, mélangée de sang et de matières glaireuses ; depuis décembre 1889, la diarrhée a augmenté et s'accompagne de douleurs et d'une sensation de pesanteur dans le périnée.

La défécation devient de plus en plus pénible.

8 avril 1890. Il entre à l'hôpital, les phénomènes persistent.

Toucher rectal, fait percevoir une tumeur de la paroi postérieure du rectum, occupant les deux tiers environ de la paroi. En haut, on atteint facilement les limites du néoplasme, mais en bas, il envahit les parties voisines de la région anale. On voit même saillir hors de l'anus des bourgeons rouges et saignants que le malade prenait pour des hémorrhoïdes.

Quatre jours avant l'opération. Antisepsie intestinale. Lait. Naphtol.

Opération, le 2 mai. — L'incision va de la 2° vertèbre sacrée jusqu'à 0,02 cent. environ de l'anus. Résection du coccyx et de la dernière vertèbre sacrée. Le rectum est pincé dans un clan au-dessus de la partie supérieure de la tumeur, mais en bas on est obligé d'inciser même l'anus pour arriver à la partie inférieure de la tumeur. Après l'avoir réséquée, on se trouve avoir enlevé 14 cm. de rectum. Le bout intestinal supérieur est rattaché aux bords de l'anus où on place un gros tube.

La partie supérieure de l'incision est refermée avec des crins de Florence. On la bourre de gaze iodoformée.

Traitement consécutif. Opium, 0,20 cent.

Après 4 jours de constipation, le malade rend des matières diarrhéiques par sa plaie et par l'anus.

L'état général est bon. Le malade ne ressent pas de douleurs.

Le 20. Les lèvres de la plaie se disjoignent légèrement. La plaie a bon aspect cependant. Pansement à la gaze iodoformée. Bon état général.

Au commencement de juin, presque toutes les matières passent par l'anus.

CONCLUSIONS

I. — Grâce à la résection du coccyx et d'une partie du sacrum, l'ablation des cancers du rectum est notablement facilitée.

II. — Cette méthode, qu'on l'appelle méthode sacrée ou méthode pelvienne, permet de plus l'extirpation des cancers du rectum haut situés, à condition toutefois qu'ils soient mobiles dans une certaine mesure et qu'ils ne présentent que peu d'adhérences, ce qui, avec les anciennes méthodes, était absolument impossible.

III. — Le champ opératoire est rendu plus accessible, on opère en quelque sorte à ciel ouvert, et non plus au fond d'un entonnoir, ce qui rend l'hémostase plus facile et permet de faire le drainage de la plaie sous le contrôle de la vue, et le rend plus sûr.

IV. — Si l'anus est sain, on peut suturer les deux bouts de l'intestin et de cette façon rétablir la continuité du tube intestinal. C'est là le plus grand avantage de la méthode, mais aussi son temps le plus délicat est celui qui compromet le plus la vie des malades.

V. — L'ouverture du péritoine est indifférente au point de vue du résultat définitif ; si l'antisepsie est bien faite, on peut l'ouvrir sans crainte. D'après les cas observés, il vaut mieux le suturer après l'avoir ouvert.

VI. — Le grand avantage de la méthode est la conservation de l'anus et de la région sphinctérienne, ce qui permet aux fonctions de la défécation de s'accomplir comme auparavant.

VII. — La colotomie iliaque ou lombaire est supprimée dans une certaine mesure puisque l'opération par la voie sacrée permet d'enlever un cancer situé assez haut et du même coup le rétrécissement qu'il aura produit.

VIII. — Le premier temps de la méthode, c'est-à-dire la résection du sacrum et du coccyx, autrement dit l'opération préliminaire, peut servir à éclairer un diagnostic douteux soit au point de vue de la nature de la lésion, soit au point de vue de l'intervention opératoire, et donner de cette façon une indication à pratiquer la colotomie dans les cas où l'ablation de la tumeur est reconnue impossible.

IX. — Il est quelquefois impossible de suturer les deux bouts de l'intestin et on en est réduit à créer un anus sacré. Cet anus est préférable aux autres anus artificiels à cause de son siège et de sa facilité à être obturé.

X. — La mortalité est encore assez considérable, le manuel opératoire en ce qui concerne la suture circulaire complète des deux bouts intestinaux est encore trop peu sûr pour qu'on n'expose pas inutilement la vie de malades qui ne pourraient pas bénéficier de l'opération, soit à cause de la trop grande extension du cancer, soit à cause du grand nombre et de la solidité des adhérences qui immobiliseraient la tumeur.

BIBLIOGRAPHIE

Thèse de H. **Marchand**. 1874. — Agrég. *Étude sur l'extirpation de l'extrémité inférieure du rectum dans les cas de cancers élevés.*

Follin et **Duplay**. — *Traité de pathologie externe.* T. VI. Art. Rectum et Anus.

1873. — **Verneuil**. *Bulletins de la Société de chirurgie*, p. 288. Résection du coccyx pour faciliter la création d'un anus périnéal dans les imperforations du rectum.

1874. — **Kocher**. *Deutsche Zeitschrift für Chir.* Band XIII°. Seite 161, die extirpatio recti nach vorheriger excision des Steinbeines und ueber radicalheilung des Krebses.

1884. — *Congrès périodique international des sciences médicales*, 8° session. Copenhague.

Esmarch, de Kiel. — Extirpation des Mastdarmes wegen Krebs, p. 4-5. Section de Chirurgie. Congrès de Copenhague.

Thèse **Bryant**, de Londres. *On lumbar colotomie*, etc. Congrès de Copenhague.

Verneuil et **Trélat**. — Discussion, p. 21-28. Congrès de Copenhague.

1885. — **Voigt**. *Die operation Behandlung des Mastdarms Carcin.* Halle.

1886. — 1er Mémoire de **Kraske**. In *Archiv. für Klin. Chir.* XXXIII° Band, p. 563-574.

1886. — **Rinne**. *Centr. für Chir.*, n° 14.

1886. — **Weir**. *New-York Medic. Journal*, p. 194.

1887.

Ernst Kirschof. — Aus professor Schönbörn's Klinik. *Centr. für Chir.*, n° 52.

Kraske. — *Berlin. Klin. Wochenschrift*, n° 48, p. 899-904.

Chiarella. — *Bollet. Medicale*. Acad. Rome.

Mazzoni. — In *Spallanzani. Rom.*, 1888.

Schede. — *Deutsche medic. Wochens.*, n° 48.

Prof **Lauenstein**. — In der dem Vortrage. Prof Schede's, folgenden. Discussion.

Taylor. — *Cincinnati medic. Journal.*

Franck. — *Dublin medic. Journ.*, p. 65-74.

Alexander. — *Medic. Times*, in Gaz., p. 405.

Alexander. — *Liverpool medic. Journ.*

— *London medical. Press. and Circul.*

Fardenheuer. — *Mittheilungen aus dem Kölner Burgerhospital Viert. heft*, Köln und Leipzig, 1887, s. 161.

Poddley. — *Lancett*, p. 655.

Hochenegg. — *Wiener medic. Press.*, n° 24.

Bernard Bardenheuer. — Die Resection des Mastdarm carcin., von *Volkmann's, Sammlung. Klin. Vorträge*, n° 298.

Baumgartner. — *Berlin. klin. Wochensch.*, octobre 1887. 1 cas récidive.

Astl'Cowper. — *Traité des maladies du rectum.*

Harrisson Cripps. — *British. medic. Journal.*

Drs Bern's und Koch. — Reperat. *Centr. für Chir.*, n° 36.

1888.

J. Hochenegg. — *Wiener. Klin. Wochenschrift*, p. 254, 272, 290, 309, 324, 348. Voir de préférence le travail publié en entier dans Universitäts Klinik zü Wien..., Ed. Albert et intitulé die sacrale Method der extirpation von Mastdarm carcin. nach Profes, Kraske.
2e mémoire. Beiträge zür Chir. des Rectums und der Beckenorgane.

Lihotzky. — *Semaine médicale*, 21 novembre.

Lloyd. — *Birmingham medical Review*, p. 49 et 58.

Hertzfeld. — *Wiener. medic. Zeitung.*

Hildebrand. — Zur statistick der Rectum carcinom. (*Deutsche Zeitschrift für Chir.*, XXVII, p. 329-370.

Heinecke. — *Centr. für Chir.*, n° 52.

Heinecke. — Ein vorschlag des hochliegenden Mastdarmcare. *Münch. Medic. Wochen.*, n° 52.

Kœnig. — *Centr. für Chir.*, n° 24, p. 18. Congrès des chirurgiens allemands. Einige Bemerkungen zur prognose der Carcinomoperation.

Hertzfeld-Hochenegg. — *Wien. klin. Wochensch.*, 1888, n°s 11-16 — 1889, n° 12, p. 213, 14, 15, 16, 18, 26, 27, 28, 29.

Weinlechner. — *Aertzliches Bericht des K. K. Allgemeinen Krankenh.*, 1888.

1889.

Lœvy. — *Centr. für Chir.*, n° 13. Zur tecknick des Masdarm carcin.

Habart. — *Wien. klin. Wochensch.*; p. 312-315.

Hochsner. — *West Medic. report*, Chicago, p. 127.

Wölfler. — *Wien. Klin. Wochensch.*, n° 15.

Otto Zuckerkandl. — *Wien. Medic. Presse.*, n° 7.

Hegar. — *Berlin. klin. Woch.*, n° 10.

Wiedow. — *Berlin. klin. Woch.*, n° 10.

Krönlein. — *Correspondanz Blatt. für Schweizen Aertzte*, n° 2.

Sammter. — *Berlin klin. Woch.*, n° 14.

Stierlin. — *Beitrage für Klin. Chir.* von P. Bruns, Czerny. (Krönlein et Socin t. V, fasc. 3, Tubingen.

Roux, de Lausanne. — Accès aux organes pelviens par la voie sacrée. *Suisse Romande*. (*Separatalbdruck aus dem correspondanz blatt fur Schweizer Aerzte*. Jahrg. XIX, 1889.

Em. Ullmann. — Assistant d'Albert. — Ueber colorectostomie. (*Separatab-druck*, aus n° 24. *Wien. Medic. Presse*, 1889.

Terrier. — *Progrès médical*, 6 avril 1889. Épith. circulaire de la portion moyenne du rectum, résection du rectum avec suture circulaire.

Routier — Cancer de la partie supérieure du rectum, résection par la voie sacrée de 10 cent. d'intestin avec conservation du sphincter. *Bullet. médic.*, n° 87, 3 novembre 1889.

Routier. — *Revue de Chirurgie*. T. 9, décembre 1889, p. 961-972.

Eug. Bœckel. — De l'extirpation du rectum par la voie sacrée. *Bullet. médic.*, n° 96, 4 déc. 1889.

Reclus. — Traitement des cancers du rectum *Sem. médic.* du 11 déc. 1889.

Kuester, von Bergmann. — Ueber Resectio recti (*Berlin. Klin. Woch.*, n° 9, s. 193, 1889.

Eug. Bœckel. — *Gazette médicale de Strasbourg*, mai 1890, 8 obs.

Sappey. — *Traité d'anatomie descriptive*. 4° édit. 1888.

IMPRIMERIE LEMALE ET Cie, HAVRE